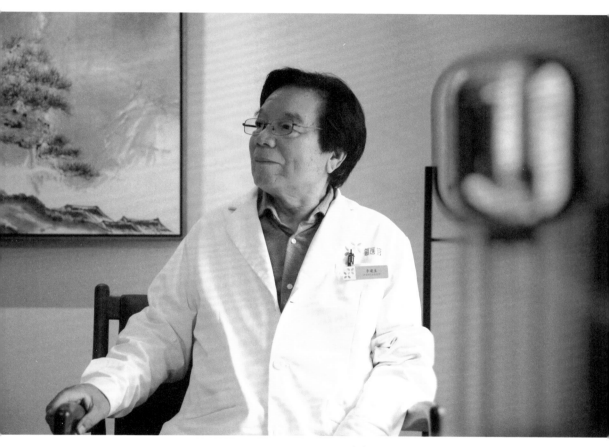

李建生近影（本片摄影：孙国立）

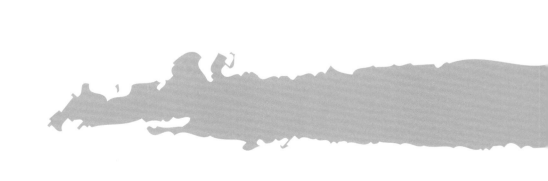

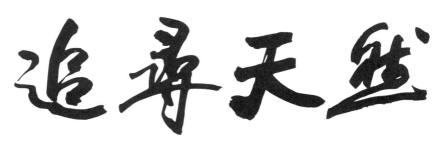

追寻天然

——现代鲜动物药研发之路

◉ 李国良／著

中国科学技术出版社

·北 京·

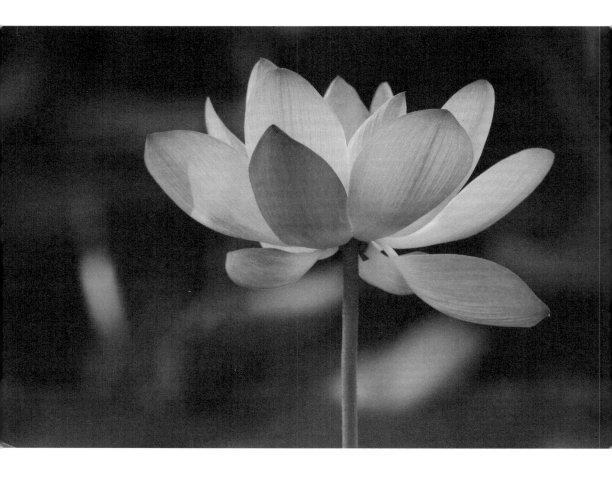

　　李建生从成为"80后"开始，喜欢用相机观察、记录、赞美生活。他拍摄的花鸟中，莲花较多，他说他喜欢莲花"出淤泥而不染，濯清涟而不妖"的高洁。

　　图为李建生摄影作品：爱莲

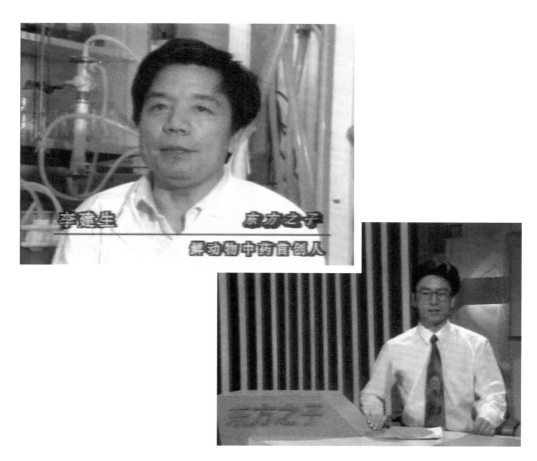

1994年3月4日，中央电视台《东方时空》"东方之子"栏目对李建生进行了报道，并称他为"鲜动物中药首创人"。

目　录

写在前面的话

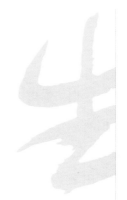

李建生生命中的
六个"生"字

　　本书主人公名叫李建生，今年85岁。他浓眉大眼，四方脸庞，军人身姿。他年轻时走路带风，如今仍气宇轩昂，又带了些儒雅之气；其安神定志，无欲无求，性格爽直，一身正气；奇思妙想，超前思维；磨砺前行，不改初心；从医融会中西，包容古今；精勤不倦，不怕寂寞；学识渊博，记忆力惊人；河北口音，至今未改，声音洪亮，掷地有声；饮食从简，常说"好吃不过饺子"；出行从简，创业时打廉价"面的"，如今出行让二女儿当司机；出门诊见患者，都要照镜子，正衣冠，以示对患者的尊重。

　　他是北京建生药业有限公司董事长；北京鲜动物药研制中心主任；北京五棵松中医门诊部主任；中国癌症基金会第四、五、六届理事，鲜药学术委员会终身主任委员；中国老年学和老年医学学会老年病学分会名誉会长；世界中医药学会联合会肿瘤专业委员会常务理事；中国老教授协会医药专业委员会理事；清华大学生命科学院原中药顾问……

当我把他的这些头衔罗列出来的时候，他笑笑说："我还是喜欢别人叫我李医生。"

不为良相，则为良医。李建生一生从医制药，视"生"如命！央视《薪火相传》节目中讲：中医药学作为中华民族原创的医学科学，是一门关于生命智慧和生命艺术的学问，被古人称为"生生之学"。

"生生之学"是儒学中的一个概念，它涵盖了"创造生命、养育生命、保护生命、成就生命、尊重生命、圆融生命"的六个要义。巧的是，李建生生命中也有六个"生"字，这六个"生"字，也与人的生命、健康紧密相连。

一生：取名"建生"。李建生出生在1940年，原来并不叫李建生。1949年10月，中华人民共和国成立，上小学二年级的他却自己给自己改名为李建生。后来他的女儿们问他：为什么改名李建生？那时候你就知道将来要做与生命健康有关的事情吗？李建生神秘地笑笑，没有回答。

二生：成为卫生员（调剂员）。李建生是素有"药都"之称的河北安国市人。他的大曾祖父行医时，为济世救民，把家和土地都赔光了，从此李家便有了家规：今后李家谁都不能行医。李建生开始没行医，而是于1958年2月光荣入伍，成为一名解放军战士。在新兵连训练三个月后的一天，上级来选拔卫生员（调剂员）培训对象时，他竟然莫名其妙地被选上了。经过培训，他正式成为一名卫生员（调剂员），担负起"保障连队干部战士身体健康，提高部队战斗力"的神圣使命。这么多新兵，偏偏挑了李建生这个家规不让从医的士兵当了卫生员（调剂员），实在有些蹊跷。

后来说起这件事，二女儿百思不得其解，问父亲："你又没说你的经历，上级怎么偏偏选你当了卫生员（调剂员）？"

李建生也很诧异，说："也许他们闻到我身上有中药味了吧！"

"离开安国这么久了，你身上的药味还没散吗？"二女儿笑着问。

"我身上的中药味已经长在骨头里，融化在血液里，跑不掉了！"李建生说着，自己也哈哈大笑起来。

在连队当卫生员（调剂员）的那个时期，李建生发现了青蒿杀蛆、大青叶防治感冒和肝炎，在部队小有名气。

三生：当上"医生"。1964年年初，公安医学专科学校招生，在本部队推荐名额极少的情况下，团里推荐了李建生。1966年6月，李建生毕业，被提拔为军官，成为一名正式西医医生。这期间，在部队药材比较匮乏的情况下，他组织干部、战士"自采、自种、自制、自用"中草药，受到部队的通报表扬。1978年，他又参加了中国中医研究院（现中国中医科学院）首届研究生班学习，接受许多中医前辈、大师的面授。随后，他又借改革开放的春风，成功地创办了最早的部队团卫生队对外开放的康复医院，在首都医学界几十名专家、教授的参与和支持下，开展对肿瘤、偏瘫、截瘫等疑难病症的攻关。《人民日报》1987年3月23日报道：这个康复医院利民利军，缓解了地方患者住院难的问题；提高了基层医务人员的医疗水平……

四生：发现"生者尤良"。李建生对中药的创新思想一直流淌在他的血液里。李建生1978年参加了中医研究生班学习后，又参加了北京市卫生干部学院西医理论的学习。其间，他受《神农本草经》"生者尤良"的理论和现代医学理论的启发，在他的老师谢海洲、朱良春及专家鲍世铨、李连达、高益民等人的指导下，根据生物化学、分子生态学、细胞学、免疫学及现代肿瘤学的理论，借助清华大学生命科学院、中国医学科学院基础所的技术力量，自主研发了"金龙胶囊""扶正荡邪合剂"等抗癌鲜动物药制剂。其间，在以上专家教授的支持帮助下，他创建了北京市五棵松中医门诊部，独特地运用鲜动物药治疗癌症、天疱疮、红斑狼疮等病症并取得良好的临床效果，获得良好的患者口碑。1998年，当时的国家卫生部为"金龙胶囊"核发了新药证书[（98）卫药证字Z-067号]，这是我国历史上官方批准的第一个鲜动物药制剂；同时，他因首创了"低温冷冻现代生化分离提取技术"，获国家发明专利。李建生成为我国历史上首创鲜动物药制剂的人。

五生：创办"建生药业"。国家卫生部批准了李建生的新药后，他创办了集科研、生产、销售、医疗为一体的药业公司。他给公司取名叫"建生药业"。他说，我敢用我的名字做企业名称，就是时刻提醒自己，像珍惜自己的名声一样珍惜公司的名声，像珍惜自己的生命一样珍惜患者的生命！

六生：捐建"建生百草园"。在"端午源头""龙舟故里"的汨罗江畔，有一所岳阳市春雷学校。这所学校主要对一些青少年进行感化和矫正。2015年10月，李建生听说这个学校的情况后，认为其办校意义重大，经中国医学科学院北京协和医学院药用植物研究所教授彭勇的创意策划，捐资在该校园修建了"建生百草园"，通过让孩子辨认中草药，激发他们的爱心和爱国热情。李建生还向该校提出了"注意对孩子们进行心理方面的干预"的建议。中国工程院院士肖培根为该园题写了"建生百草园"园名。该校领导介绍说："'建生百草园'既有建生名字之意，亦有'重建新的生命'之意。"

儒学"生生之学"的六个"生"字，贯彻于儒家的教育思想、道德伦理及社会政治哲学中，旨在指导个人和社会实现更多的生命价值和意义。而李建生生命里的六个"生"字，同样蕴含着生命的活力与希望。它既是其行医理念的凝练，也彰显了对社会的责任和担当，是对社会价值和人生意义的深刻诠释。

习近平总书记指出，中医药是中华民族的瑰宝，一定要保护好、发掘好、发展好、继承好。李建生希望未来继续与大家探索中医药的奥秘，让源远流长的中医药文化不断绽放璀璨的光芒！

朱良春谈虫类药的应用
并对李建生的鲜动物药进行评价

　　首届国医大师朱良春在《朱良春虫类药的应用》（人民卫生出版社，2011年9月出版）一书中介绍了虫类药的发展简史，并对李建生首创抗癌鲜动物药进行了评价。原文如下：

　　远在4000多年前，甲骨文中就记载了蛇、麝、犀牛等40余种药用动物；3000多年前，人们开始了对蜂蜜和蚕的利用；而珍珠、牡蛎的养殖，最早也见于我国，距今约2000多年的历史。我们的祖先为谋求生存而与自然斗争，曾经"饮血茹毛""山居则食鸟兽""近水则食鱼鳖螺蛤"（《古史考》），在此过程中，发现了一些有治疗作用的虫类，逐步认识了虫类药物，奠定了虫类药学理论和应用的基础。例如，成书于战国时期的《山海经》，虽是古代地理著作，但其中记载药物达146种，动物药占83种，如"河罗之鱼，食之已痛""青耕之鸟，可以御疫"。《诗经》是我国最早的诗歌总集，也记载了珍贵的古代史料，其中述及动物160种，部分具有医疗作用。此外，《大戴礼记》乃秦汉以前各种礼仪论著的选集，提到"禽为羽虫，兽为毛虫，龟为甲虫，鱼为鳞虫，人为倮虫"。说明古代把"虫"字作为动物的总称，所以虫类药即为动物药的同义词。

成书于战国至秦汉时期的《黄帝内经》，是中医主要的经典著作之一，阐述阴阳五行、摄生、藏象、经络、病能、诊法、论治、五运六气等理论，为医理之宗，附有十多首方药，其中四乌鲗骨一芦茹丸（药仅4味，虫类药占3味）、鸡矢醴等方，足以说明虫类药我们祖先早已运用，并且迄今仍在为临床家所引用。

成书于秦汉时期（或战国时期）的《神农本草经》，是现存最早的药物学专著，为我国早期临床用药经验的第一次系统总结，历代被誉为中药学经典著作。全书分三卷，载药365种，其中植物药252种，动物药67种，矿物药46种，分上、中、下三品，言性味，述主治，钩玄索隐，要言不烦，文字简练古朴，成为中药理论精髓。在67种动物药中，如全蝎、水蛭、僵蚕、蝼蛄、蚯蚓、蜜蜂（包括蜂子、蜂蜡、蜂蜜、蜂毒、蜂房）、斑蝥、鼠妇、龟甲、鳖甲、蛇蜕、犀角、牡蛎等，迄今仍被临床广泛应用。书中对每一味药的产地、性味、采集时间、入药部位和主治病症都有详细记载。在论述药物功效方面，精辟可信，例如斑蝥能治"恶疮疽"；水蛭"主逐恶血，瘀血，月闭，破癥瘕积聚，无子，利水道"，对各种药物相互配合应用，以及简单制剂等都作了概述。说明这一时期对虫类药已相当重视，在使用上已经取得了宝贵经验。

到了东汉时期，张仲景更具体地将虫类药运用于内科、妇科疾病的治疗，在《伤寒论》和《金匮要略》中，使用各种药物93种以上，而动物药就有12味，如水蛭、虻虫、蜣螂、鼠妇、土鳖虫、蜂房、鳖甲、龙骨、牡蛎、阿胶、白蜜等，创立了以虫类药为主的抵当汤（丸）、大黄䗪虫丸、鳖甲煎丸、下瘀血汤、桂枝甘草龙骨牡蛎汤、黄连阿胶汤、炙甘草汤等著名方剂，辨证精审，组方严谨，药简效宏，垂法万世，一直沿用至今。

此后，代有发展。东晋葛洪《肘后方》以蚯蚓治"虏黄"，僵蚕、蚱蝉治头痛、风头眩；唐代《新修本草》收载动物药128味，孙思邈《千金方》、王焘《外台秘要》更将虫类药广泛应用于内、外、妇、儿各科，除沿用仲景所用者外，尚有蜥蜴、蜈蚣、芫菁、斑蝥、萤虫等；宋代许叔微《本事方》，也较多应用虫类药；金元时期，对虫类药的应用亦有所发展。

迨至明代，伟大的药物学家李时珍全面总结药物治疗经验，在《本草纲目》中收载动物药461种，并将其分为虫、鳞、介、禽、人各部，使虫类药的应用得到了空前的发展。清代，赵学敏《本草纲目拾遗》收载动物药128味。清代温病学家敢于创新，对虫类药多有论述，给后世留下了不少宝贵经验，如叶天士认为虫类药"飞者升，走者降，有血者入血，无血者行气，灵动迅速，以搜剔络中混处之邪"，在《临证指南医案》中指出，"风湿客于经络，且数十年之久，岂区区汤散可效"，治则"须以搜剔动药""藉虫蚁血中搜剔以攻通邪结"，更提出"宿邪宜缓攻"，用虫类药治疗应"欲其缓化，则用丸药，取丸以缓之之意"；吴鞠通在《温病条辨》中对犀角、蟾蜍、五灵脂、蚕砂、龟板、鳖甲等的作用均有诠释，并应用化症回生丹治疗肿瘤；王孟英用蜣螂虫治疗吐粪症（即"肠梗阻"）。王清任在《医林改错》中，对血瘀症有着独特见解，记载血瘀症50种，创方20余首，用地龙、山甲、五灵脂、地鳖虫、麝香等活血化瘀虫类药配伍的逐瘀血方剂9首，一直被临床广泛应用。唐容川在《本草问答》中说，"动物之功利，尤甚于植物，以其动物之本性能行，而且具有攻性"，指出了虫类药的特性，认为功效非一般植物药所能比拟。

近代，盐山张锡纯、武进恽铁樵及镇江章次公诸先辈，亦喜用虫类药，他们的经验记载，颇多创见。如章次公先生用僵蚕、蝎尾治中风，地龙治咳喘，九香虫治胃脘痛，蜘蛛、地鳖虫治痿症，蟋蟀、蝼蛄治肿胀等都是对前贤宝贵经验的发挥。《章次公医案》收载百余例虫类药医案，涉及地鳖虫、蜣螂虫、地龙、蝼蛄、蟋蟀、蜘蛛、僵蚕、全蝎、蜈蚣、蕲蛇、虻虫、蜂房、九香虫、五谷虫、白螺蛳壳、瓦楞子、乌贼骨、鳖甲、龟甲、穿山甲、蚕砂、蝉蜕等20多种虫类药物。

中华人民共和国成立后，医学的发展推动了对虫类药的研究。在全国出版的中医药学书刊中，对虫类药的记载和报道越来越广泛，先后出版了一些地方性或全国性动物药专著。这些专著系统论述动物药的异名、品种、来源、采集加工、药材鉴别、化学成分、药理研究、炮制、药性、功能主治、临床应用等，内容丰富，资料全面。国内第一部来源于临床实践的专著，初稿写于1963—1964年，曾发表于《中医杂志》，并于1981年正式出版，1994年增订再版，名为《虫类药的应用》，它是当代专述虫类药临床应用的著作，书中详述了虫类药在临床各科应用的实践经验，其疗效显著，深受临床医家推崇。北京李建生研究员首创应用鲜动物药制成"金龙胶囊""金水鲜胶囊"治疗肿瘤，保存了动物的生物活性，大大提高了临床疗效。河北吴以岭院士运用络病理论研制的"通心络胶囊"，将5味虫类药应用于冠心病等心脑血管疾病，拓展了虫类药的应用范畴。其他参用虫类药的中成药，名目繁多，举不胜举。

……

中国癌症研究基金会北京鲜动物药研制中心李建生研究员在谢海洲、朱良春等教授指导下，与清华大学生命科学院专家合作，运用超低温冷冻及生化技术研制成鲜动物药"金龙胶囊"，较好地保留了原动物药材中天然的生物活性成分，是国家卫生部批准生产的第一个鲜动物抗癌药。这种既保持传统中医特色，又融合现代科学技术成果的新制剂，是一种创新和突破，值得借鉴和推广应用。

引 子

你鼓舞了我

2024年6月16日，北京气温37℃。李建生与二女儿参加完世界中医药学会联合会风湿病专业委员会组织的有关会议，在回家的路上，二女儿开着车，李建生的手机响起，接起来一听，是清华大学教授曾耀辉打来的。他说他老伴儿有点儿不舒服，让李建生给她配些中药，同时听说李建生还在参加中医药学术会议，还在继续鲜动物药的研究，他非常欣慰，非常佩服！在鼓励他的同时，嘱咐他要注意身体……

曾耀辉教授今年已经90岁了。在那个充满希望和激情的年代，李建生研发鲜动物药的时候，有上百名医药专家、教授、名医甚至院士都在帮助他、支持他。曾教授作为清华大学生命科学院的专家，多次对李建生研制的鲜动物药进行实验。对中医药的共同热爱使他们成了好朋友。近半个世纪过去了，峥嵘岁月中建立起来的友谊越来越深厚。

挂了曾教授的电话，李建生马上打电话吩咐门诊部为曾教授的夫人配药，之后陷入回忆……而此时，二女儿打开了车载音响，播放了一首英文歌曲。李建生觉得好听，问女儿是什么歌。女儿回答，叫《你鼓舞了我》，并将歌词大意译成中文讲给父亲听……

当我失落的时候

感到那么疲倦

当有困难时

我们的心背负着重担

你鼓舞了我

所以我能站在群山之巅

你鼓舞了我

让我能漂过狂风暴雨的海

当我靠在你肩上时

我是坚强的

你鼓舞了我

让我超越我自己

听完后，李建生的眼睛湿润了……

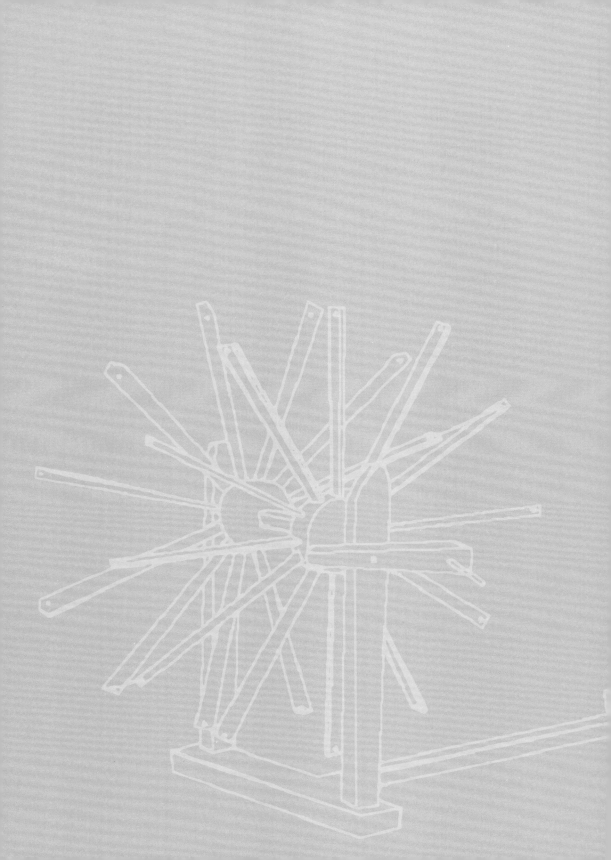

第一章

纺车"嗡嗡"响

李建生常说："人不可能是无本之木，无源之水"。李建生跟祖母生活时间比较长，记事之后，经常看到祖母借着月光纺线，边纺线，边给李建生讲故事。至今，那"嗡嗡"的纺车声仍在李建生的耳边回荡。这些故事是他人生的起点和基石。

出生在"药都"

　　李建生于1940年10月20日出生在河北省安国市。据史料记载，安国之名是汉高祖刘邦所赐，有"安邦定国"之意。西汉武帝元狩六年（公元前117年）始置安国县。宋景德元年（公元1004年）祁州治所迁至此，故安国又称"祁州"。1991年撤县改市。

　　安国是中药文化的发祥地，素有"药都"之称。这里地处华北平原腹地，其土壤气候适合北方药材的生长。这里出产的祁菊花、祁山药、祁紫菀、祁沙参、祁薏米、祁芥穗、祁白芷和祁花粉，被称为"八大祁药"；还有百刀槟榔、蝉翼清夏、云片鹿茸、镑制犀角，被誉为"祁州四绝"。何止是这"八药""四绝"，这里的田野村庄都长满了草药，田间地头，房前屋后，小路两旁，都"藏着"神秘的草药。据说安国人几乎人人认识草药，哪种草药治什么病，他们都知道。还有句话说，安国"人人知草药，全民皆郎中"。当然，这句话有点夸张。

"药都"安国还是中药材集散地，这里的中药材交易始于北宋，盛于明清，至今已有千年历史，号称为"天下第一药市"。自古就传颂两句话："草到安国方成药，药经祁州始生香"。

　　安国有个"药王庙"，是全国重点文物保护单位。始建于东汉建武年间，北宋又拓址新建。庙中祭祀人物为汉光武帝刘秀部下28个宿将之一邳彤。邳彤为政清廉，精于医理，经常行医于民间，深得百姓拥戴，死后葬于安国南门外。相传邳彤在宋朝"显灵"，为宋秦王治愈了顽疾，故为他立了这座庙。庙门额上"药王庙"几个大字是清朝大学士刘墉题写的。

　　李建生是在常庄乡西李王庄村出生的。这个村在安国市西南部，距安国7千米，是河北西部到安国的要冲之地。当地有句话"南药换北药，经过祁州庙"。每到祁州庙会的日子，一些药帮子车队就从西李王庄村路过，自西一路向东往庙会走去。大多时候，他们还会顺便在村子里收些蝼蛄、山药、祁菊花等到庙会交易。李建生上小学的时候，常和小伙伴们跟在车队后面跑，看到车上有青甘草就抽几根，嚼在嘴里香香的，甜甜的，香甜了一个童年。

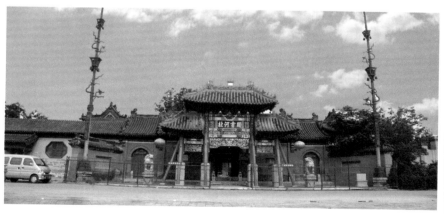

安国药王庙

第一任老师

　　李建生出生，正是抗日战争最艰苦的时候。战乱时期，民不聊生。

　　那时他家住的房子是祖辈留下来的，是一个小小四合院，正房三间，东西厢房各三间。李建生的父亲李长友分得北房，大伯（父亲的哥哥）一家分得东厢房，三叔分得西厢房，而祖父和祖母则住在村南一个院里。

　　李建生是长孙，深得祖母疼爱。他说，祖母是他的第一任老师。那时候大人出去做事或到田地里干活，都会把孩子放在一个土坑里，这种土坑多是之前用来放牲口的。放牲口的坑有斜坡，是为了把牲口牵上来。放小孩的坑就把斜坡弄直了，怕孩子自己爬上来。土坑有2～3平方米，视孩子大小而定，以爬不上来为标准，任其在里面哭、闹和"吃土"。起初，李建生父母也把他放在这种土坑里，后来祖母看着心疼，就把他接到自己家里。在李建生快2岁时，祖父去世了，李建生就成为祖母的一个伴儿，祖母经常把他带在身边，有时白天接过来，晚上再送回去，有时也在祖母这边睡。那时候很穷，但祖母没有亏过他的嘴，想着法子让他吃好。那个年代，老百姓吃肉少，但祖母总惦记着给他买点肉吃，他到现在还喜欢吃肉；祖母给他吃块糖，他知道这玩意儿少，在嘴里慢慢化，舍不得一下子嚼碎。日子虽然苦，但祖母给他的童年是温暖的。穷人的孩子早当家。李建生四五岁的时候，就能出去捡木柴给祖母烧饭用了，祖母自然是一顿夸赞。

祖母对李建生不仅是生活上的照顾，更多的是教育他、鼓励他，从小让他当好人、做正事。祖母有一架木头做的手工纺车，她经常在晚上借着月光纺线。她的右手转动大轮带动小轮，左手抓住连接在小轮上的脱了种的棉花，随着纺车的转动和"嗡嗡"的声响，一根根白线从祖母左手里拉了出来。

祖母边纺线，边给坐在她身边的李建生讲故事，有"铁杵磨成针"的故事，有"王冕学画"的故事……她让李建生向这些故事里的人物学习。上学后，李建生学习很用功，放学回来让祖母看他写的字，祖母虽然不认识，但她从心里高兴，说："我孙子长大一定有出息！"边说边笑，笑得合不上嘴。

李建生6岁那年的一天下午，他正在祖母的院子里，给祖母看他刚学写的字，突然"轰"的一声，祖母的房顶塌了一大半，幸亏他和祖母都没在房子里。房子塌了，祖母便没有家了，就搬到李建生家里来，祖孙俩在一起的时间就更多了。感情随着日子的积累，越积越厚，越积越浓。

祖母是73岁去世的，当时李建生非常悲痛，后来常常跑到祖母住过的房间里大声背诵课文，他想让亲爱的祖母听到……

祖母讲过李建生父亲李长友"抗日救国不要命"的故事：

纺车「嗡嗡」响

019

父亲出生于1907年，当时家里穷，父亲读不起书，为了生计，他从十岁起就出去给人当帮工，与成年人一起赶马车拉货物挣钱，有一次马受了惊，拉着车乱踢乱窜，车轱辘把他的右腿轧伤了，由于家里穷当时没钱医治，留下了病根儿，走起路来一跛一跛的，祖母为此经常自责，每次讲起这件事，就流泪……

　　日军侵华时期，中国人民奋起抗日，在那火燃苍天、血沃大地的岁月里，李建生的父亲同无数中华儿女一起，义无反顾地加入了抗日军，同日寇展开殊死的斗争。参军不久，因战斗英勇无畏，他当了班长，并加入了中国共产党。在一次与日军作战中，他的右手被炸断三根手指，还伤了半个臀部。因为伤重，组织安排他回家养伤，他才拖着病体回到家。此时，安国是日占区，但周边共产党的发展很快，李长友回家不久，就与共产党取得联系，要求为组织做一些工作。他还当了村主任，借机为共产党多获取一些情报。日伪军逼迫村里人员为他们送粮食时，父亲都是争着去，一来可以减少村里人的危险，二来也能多了解一些敌人的情况，以便向共产党报告。

　　日伪军非常残暴，村里的人经常被他们怀疑是共产党的人，去送粮的人都被盘问、拷打，有的就直接被推到早就挖好的坑里活埋了。所以，去给日伪军送粮食的人是很危险的。父亲去送粮食也是经常被打得遍体鳞伤，但回到家却装着没事，不让祖母和母亲为他担心。一年春天，日伪军强迫村里男劳力去修南王买村的炮楼，父亲也去了，悄悄地记下了各炮楼的位置和里面的装备等情况，报告给共产党。在当年夏季攻势时，他原部队的县大队连克安国周边的八座日伪军炮楼，取得胜利。

　　不久危险还是来了。一天下午，叔叔边往家里跑，边向李建生的母亲大喊："嫂子，出事了，我哥被人活埋了！"原来日伪军已经怀疑李建生的父亲是共产党员，把正在田里劳动的父亲拉到日伪军驻地附近，推到一个坑里就要活埋。当时李建生被奶奶抱着往出事地点跑，奶奶抱一段，母亲抱一段，最后

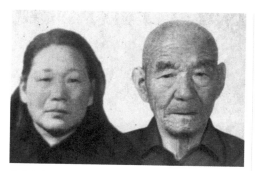

李建生的父母

给三姑抱。李建生被吓得哇哇大哭，当他们跑到土坑边上时，人已经被土埋到齐腰。可就在这时，有人跟日伪军头目说了句什么话，日伪军竟然不再埋人了，慌慌张张地走了，后来大家分析是日寇这边有急事了。此时，李建生仍然号啕大哭，大家一起把他父亲拉了上来，速速送回家中。

李建生的父亲没有倒下，仍像一个英雄一样继续前行，忘我地为共产党工作。解放战争中他拖着残缺的身体去支前，赶大车拉粮，送物资……

李建生的父亲一生都在为国家抛头颅、洒热血，但对国家不求回报。抗战时臀部一块弹片没取出，但他从来不吭声。他够评残条件，但从不去找，不去评，后来家里人瞒着他，向政府说明了情况，政府的同志找到了有关证明材料，才按规定给他评了残。

李建生的父亲为抗日做出了牺牲，他的母亲为支持父亲抗战也做出了牺牲。她知道李建生的父亲是共产党的人，干的都是大事，便也不顾自己的安危，边帮助他做事，边照顾他生活，自己还没白天没黑夜地做支前工作，帮助前线战士做棉被、做袜子，像男人一样给前线运送粮食。为了让李建生的父亲全身心抗日，家庭生活的重担也是她全挑着，

要下地种、收粮食，又要照顾李建生和他的弟弟和妹妹。谁生病了，她变卖家产给孩子治病，整夜守候；饭不够吃，她只喝点稀的充饥。那时李建生已是兄妹7个，有人见他的母亲太难了，劝她送给别人家一个或几个孩子，但她坚决不同意，拼了命也要把几个孩子抚养长大。

母亲经常对李建生说："你父亲是抗日英雄，你将来不管做啥，都要当个英雄。"

后来李建生才知道，母亲在嫁给父亲之前，曾经结过一次婚，后来她前夫在战乱中被日军打死了。母亲与父亲结合，是上级党组织介绍的，有利于工作的开展。

李建生在部队提干之后，把母亲接到北京，想让一直在苦日子里浸泡的母亲吃点好的、穿点好的。但母亲对自己吃好穿好都不在意，唯独看到李建生当了军官，穿上了"四个兜"（当时军官上衣有四个兜，士兵上衣只有两个兜）以后，感到特别骄傲；而听说李建生在部队采草药做出了成绩，名气很大，更是高兴得不得了，在部队大院里碰到人就悄悄地指着李建生对人家说："这是我儿子，他现在可有出息了！"

李建生的母亲一辈子就是这样，她的世界只有别人，没有自己。

李建生的祖母还讲过大曾祖父"治病救人不要家"的故事：

李建生只听说过大曾祖父的故事，但从不知他叫什么名字。大曾祖父是李建生曾祖父的哥哥，他们兄弟俩各自继承了50亩田地，在当时家境还是不错的。大曾祖父读过书，而且是祁州一带有名的中医，家里开了个在当时规模挺大的药铺，每日行医开药，日子还算过得去。但祖母说大曾祖父行医有三怪：一怪是低价行医。十里八乡都知道他医术精湛，但诊费、药费比其他医馆都要低，而且是常态。二怪是欠账不催。许多人着急看病，但是钱不够或者根本没钱，大曾祖父就赊账，到了期限，若无人来还账，也不催、不问、不追，时间长了就不了了之了。遇到极为贫穷的，他干脆直接就告诉人家"不要钱了"，让人拿着药走人。三怪是诊疗小病不收费。有一些人他诊后无大碍，直接告诉人家"休息一下就好了""不用吃药了"，人家问他多少钱，他说"没病不要钱"。对有些患者，他诊之后告诉他们到地里采点儿什么什么草，熬一熬喝了就好了，不用再看医生了，这种情况的，他说什么也不要钱。有一次，邻村一富户人家与人打架，富户人家说他们家有人受了伤，请大曾祖父去诊疗，路上嘱咐他，多向打人者要诊治费，他们这边从中给他些好处。他不作声，见到富户人家的"伤者"正常切脉问诊，见脉象平缓，中气充足，说了声"没大事"就走了，没有要诊费。富户人家一听医生这么说，也无理由要赔偿，只好罢了。后来，富户人家到处说这个中医"是个傻子、怪人，不知好歹"。

这样日久天长，大曾祖父的钱都给贫穷的人治病了，家中大房子变卖，换了小草屋；50亩土地也变卖得所剩无几，医生当不下去了，药铺也开不了了……后来李家立了规矩：今后李家谁也不准再行医。

祖母曾对李建生说："你大曾祖父是个好医生，如果不把家赔光了，一定会做成大医生的，那该多好啊。"

"偷学"中医的三祖父

　　李家表面上没人从医了，但冒出一个偷偷学中医的人，他就是大曾祖父的三儿子，李建生的三祖父李锤。大曾祖父"因医致贫"，他还没公开传人，行医便终止了。但从三祖父对中医的热爱和了解的情况看，他是受过大曾祖父的教导和指点的。三祖父家里有医药书籍，李建生上小学后，三祖父看好他，时不时叫李建生到他家里，拿出他的医药书籍念一念，三祖父教过他《医学三字经》：医之始，本岐黄，灵枢作，素问详，难经出，更洋洋……这几句，李建生至今还朗朗上口。三祖父还有更"神"的，李建生4岁时得了痄腮，也就是流行性腮腺炎，三祖父就用墨涂在李建生的腮帮子上，几天后他的腮帮子就消了肿。后来，想起这件事，李建生查医药书籍，才知道古代人制墨用的是松香，即松树燃烧后的粉末，这个墨本来就有"消肿"的功效。

　　那个时候三祖父经常带李建生在村周围满田野跑，去采药，去认药……

李家虽有"不行医"的规矩，但"行医"的"根"未曾断过。

李建生闻着中草药的气味，听着祖母讲的"抗日救国不要命""治病救人不要家"及母亲勤劳、三祖父勤学的故事长大。

求 学

　　上学是每个孩子都渴望的，对于从小听祖母话的李建生来说，上学更是梦寐以求、朝思暮想的事情了。李建生刚上学时没有教室，是在富人家的门洞里上学（不是房子，是大门的过道），号称"门洞求学"。中国人民解放军南下不久，村里正式成立了小学，他也就正式成了一个小学生。那时候，老师已经开始教学生认识"中国共产党""毛主席"等词了，稚嫩的声音喊出来了光明的未来。初级小学（1~4年级）后期，李建生学习成绩在班里是拔尖的；那个时候，还有高级小学（5~6年级），李建生也上了，是按考试成绩录取的，他的父母为此很欣慰。

　　一转眼，李建生16岁了，通过自己的努力考上了初中。虽然家里穷，他上初中对家庭有负担，但李建生的父母觉得他热爱读书，学习成绩一直很好，就下定决心砸锅卖铁也要让他上！就这样李建生去了南王买读初中。

李建生家离南王买中学虽然只有十多里路，但是路不好走。村西数十里之外都是高山，每到大雨之时，把这一带冲得沟沟坎坎，道路泥泞不堪。冬天大雪纷飞，田野白茫茫的一片很难分清道路，有几次不小心踩进水沟里，他挣扎着拔出脚来，继续向前进……

如果这条独行的路是在向李建生的意志挑战，那么李建生胜利了！但是下面发生的一件事，却让这个在困难面前不低头的少年，不得不向现实屈服，他不能再读书了。

李建生明白全家人是勒紧了裤腰带支撑他上初中的，所以他每日自我鞭策，莫负时光，莫负期望，努力学习。当时，上代数课时，老师才教完第一章，他就已经预习完第八章了；老师在课堂上提问，他总是第一个举手，而且次次都能答对；老师还经常让他领读课文，介绍学习经验，帮同学解题，等等。老师经常鼓励他："学习基础挺好的，将来可报考大学。"他报考大学的希望之火腾地升了起来。

上学，是李建生喜欢的，是祖母的希望，也是他的梦想。上了初中的李建生，就是一门心思要考大学，那时候他就知道，将来不管做什么，都需要读书，需要文化。可是，李建生17岁那年，安国发生了大洪水，庄稼被淹，颗粒未收，在这种情况下，村里还要拿出粮食，支援受灾更严重的村子。李建生以往是带干粮到学校的，现在全家都揭不开锅了，自己还怎么带干粮去学校？特别让李建生受不了的是，他的两个妹妹，手拉着手到十里之外的村里去要饭，意外地要到了一亲戚家里，亲戚见到他的两个妹妹要饭，便一阵冷嘲热讽，两个妹妹哭着跑回了家。李建生听说后失声痛哭。学校的路再难走、再危险，他都不后退，但全家挨饿，妹妹们要饭又如此受辱，他心如刀割！在这样的情况下，他觉得自己不能再上学了，他要回家照顾家庭，让全家都活下去。这样，初中二年级的时候，他辍学了。

希 望

　　1957年冬季的一天，西李王庄村传来征兵的消息，"为保卫祖国，适龄青年要当兵入伍""当兵是每个适龄青年的义务，当兵最光荣"……听此，李建生一阵激动。他7岁时在安国见过解放军，那是父亲组织人员到安国慰问部队时带他去的，当时在一条大街上，彩旗飘扬，锣鼓震天，雄赳赳、气昂昂的解放军队伍从他面前走过，街两侧群众争相为他们递水、送鸡蛋。他看到父亲眼睛里有泪水，他知道父亲想起了当年。小时候李建生还真有长大了要去当兵的念头，此时他突然意识到，机会不是来了吗？他与父母说："我要去当兵！我要像当年父亲一样去当兵！"父母自然是同意的，只不过母亲不知为什么还是悄悄地流了几次眼泪。父亲从来就是"身教"，很少有"言传"，这次父子分离，父亲说了句话："当兵是为了报效国家，不是为别的。"这句话，李建生听得懂，而且刻骨铭心！

父亲不顾个人生死去抗日，大曾祖父治病救人赔了家，祖母讲故事让他读书做好人，母亲全力以赴支持父亲抗日……李家都在为国家、为他人活着！这些，影响了李建生的一生。

　　也许，当兵的选择，也"源"于此。

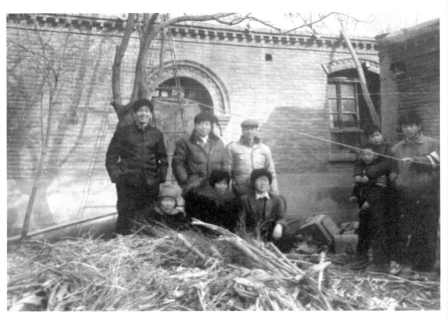

李建生入伍后在安国"药都"西李王庄村（二排中间为李建生）

第二章

绿色的青春

穿着绿色的军装，背着绿色的草药，李建生在军营里书写了自己的
青春之歌。

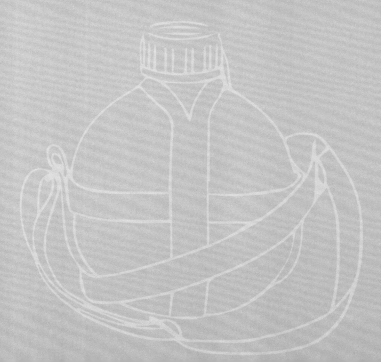

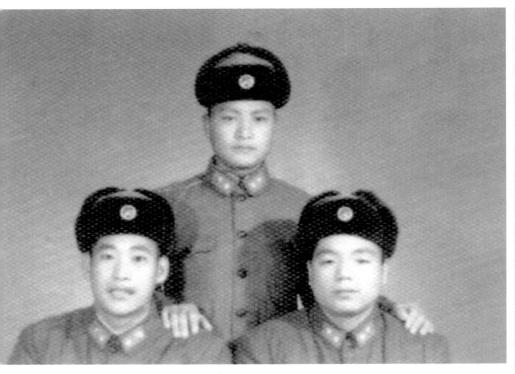

李建生入伍，穿上绿军装（前排右为李建生）

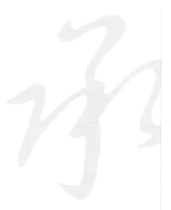

当上卫生员（调剂员）

1958年2月5日，李建生光荣入伍。他与其他新兵在安国换上了绿色的军装，晚上乘火车从县城出发，次日凌晨到达北京海淀五路居。那个时候的五路居是一个运煤站，他跳下车来看看北京，看到的都是灰黑色的。据李建生回忆，当时特别冷，不一会儿脸就冻僵了，手也冻红了。更可怕的是，到了营房大家先排队洗脸，那时候洗脸用井水，用绳子或扁担把水桶放到井里，凭技术把水桶摇歪灌满水，再提上来，倒入每人刚发的脸盆里，当把手伸进脸盆里拿里面的毛巾时，毛巾似乎已经冻在了水里……

大家向往的北京与现实的北京有很大的差距，有一些新兵冻哭了，李建生没有哭，他心里说：我父亲当年比这个艰苦多了！我父亲能承受的，我也能！

新兵连的训练在到达军营的第二天就开始了。当时的训练科目主要是队列、投弹、射击，还有单杠、双杠等体能训练。李建生说当时他们的军装是旧的，听说是抗美援朝回来的英雄们换下来的，袖子都很长，训练时他们都要用绳子把袖子扎起来，这样动作不受干扰，但露出来的手腕和手在风沙的吹打下刺心地疼痛。那时候李建生就很要强、能吃苦，有的科目跟不上时，就在休息时间加班练，请老兵作指导，部队叫"吃小灶"，所以各个科目的考核他都能过关。有一次部队搞急行军，昼夜步行上百千米，尽管双脚都磨出了泡，但他还是在全排跑了第一名。李建生说初中上学那条路的艰难帮了他。

新兵训练三个月之后，北京的春天就到了。温和的春风拂面而来，营房周围的树已缀满嫩绿的叶子，随风摇曳，枯黄的大地也染上了淡淡的绿色。李建生随部队出操回来的路上，看到田野里开了不少野花儿，心想：一定有不少草药也开花了吧！

就在这个春天，在李建生毫无准备的情况下，发生了一件很神奇的事情。

这天早上，随着春风来了几名军官，说是要在新兵连选几名基层卫生员进行培训，经卫训队培训合格，到连队去当卫生员或调剂员。

面试是在操场上进行的。新兵连的士兵们站成几排，4名军官手拿花名册，一个一个地看，一个一个地选。奇迹出现了，一共选了3个人，其中就有李建生！

到了卫训队主要是学习解剖、生理基本知识等，还有针对性地进行疾病防控、医疗救治、卫生保障等方面知识的培训。卫训队分两个班，卫生员班和药物调剂员班。调剂员班除学习共同科目外，还学习化学、药物学。经过6个月的培训，李建生考核合格，正式成为一名药物调剂员。后来，在缺少卫生员的情况下，李建生既当调剂员，又当卫生员。

李建生当上调剂员时"喜出望外"。李家虽然定下规矩"李家谁也不能再行医"，但从没说李家此后再也不能"济世救人"。少年时期的李建生既崇拜父亲舍身抗日救国，也崇拜大曾祖父讲医德广济天下。但他怎么也没想到，他既继承了父亲当了兵，又继承了大曾祖父行了医。

发现"青蒿杀蛆"

　　李建生当时被分到一个营卫生所当药物调剂员，工作任务是负责该营所属连队的卫生防病、药物调剂工作。当时，人民大会堂等十大建筑的修建正在热火朝天地进行，他负责在这些工地上忙碌的干部、战士的疾病预防、药物调剂工作。李建生说他当时很激动、很自豪，后来每从人民大会堂路过，都有股暖流涌上心头！

　　然而，到了部队驻地，李建生才意识到他的责任是多么重大！干部、战士们晚上睡觉，几十人挤在一个大通铺上，一人感冒，众人发烧；大家碗筷都放在一起，经常消毒不到位，不利于卫生防疫；特别是厕所，蹲坑里的蛆虫白花花一池子，这种情况下干部、战士不得病才怪呢！

　　"军无百疾，是谓必胜。"李建生在卫生队培训时就听部队首长讲过：预防疾病，是部队医务人员的看家本领。李建生在连队努力做到：感染者隔离，碗筷消毒。同时，他又思考如何解决厕所里有蛆虫的问题。

　　李建生是来自"药都"的部队药物调剂员，听了部队首长传达毛主席"中国医药学是一个伟大的宝库，应当努力发掘，加以提高"的指示，深受鼓舞！他想起小时候跟着三祖父到村西的土坡认识草药的时候，看到一种草药叫青蒿，三祖父说这种草药能驱蚊子，那时李建生就对青蒿好奇。李建生找来药书查阅，书上说青蒿不但能驱蚊，还能治疟疾。他跑到营房后面的山坡上，割了两筐青蒿，剁成碎末，洒一层在厕所蹲坑里面。不久，坑里的蛆虫不见了，厕所的环境也好了，干部、战士无不拍手称奇！后来，他根据大家的建议，写了一篇短文，叫《青蒿杀蛆效果好》，发表在了部队的一家报纸上。这件事当时在团里成了新闻，团里通报表扬了李建生，并给李建生发了奖品。接着，他又进行了大青叶防感冒、防肝炎的研发和应用，受到广大干部、战士的喜爱，这是李建生第一次科研创新！

　　在军营，李建生精力充沛，活力四射，他觉得身上有使不完的劲儿。由于工作出色，1961年，李建生所在营卫生所被团卫生队评为卫生红旗标兵，他也光荣加入了中国共产党；此后他被选调到团卫生队当司药（与药物调剂员职责一致），团卫生队被评为全军卫生先进单位。

　　1964年3月，李建生又带着他的"青蒿杀蛆"，申请到最艰苦、防病任务最重的团农场工作。他去的这个农场有上千亩土地，都是干部、战士开垦出来的。但是，这里人员密集，条件艰苦，劳动强度大，每年都有干部、战士患痢疾。

　　李建生到农场，先是大范围杀蛆，接着又搞了"治未病"三大招：第一招，做好公共卫生、公共区域卫生，组织在饭堂、宿舍、厕所进行消毒比赛，优胜者挂红旗。第二招，做好个人卫生，饭前便后要洗手，不喝生水。一个士兵在割水稻时，偷跑到厨房喝生水，被他逮着了。这个士兵不接受批评，还骂李建生"多管闲事""小题大做"，李建生马上报告农场领导，农场领导对这个士兵进行了严肃批评。第三招，注意干部、战士的情绪变化，了解他们的身体状况。有个班长，身高1.8米，平时体壮如牛，有一天他突然焦躁不安，发脾气、摔东西，让人摸不着头脑。李建生过去问，他说肚子不舒服，李建生摸了摸他的肚子，生硬如铁，再往下摸，"呀！"这个班长疼得喊出声来。李建生想着这应该是急腹症，让他去医院，他说没事吃点止疼药就好了，李建生经请示领导同意，硬是把他送去医院，到医院一查就还真是急腹症。医生说再晚一点就有生命危险了！

他在农场待了一年，其间这里的干部战士没有出现一个闹痢疾的，没有出现一例传染病。团里对李建生"预防疾病三大招"非常感兴趣，把他的做法制成幻灯片，在全团播放。

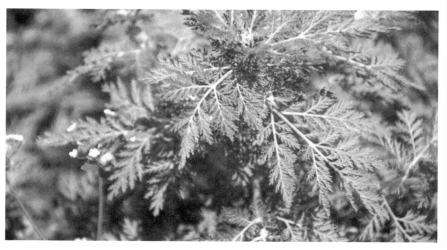

青蒿

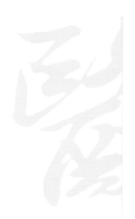

成为军医

弗朗西斯·培根有句名言：习惯真是一种顽强而巨大的力量，他可以主宰人生。下面，李建生的一个故事，足以证明培根这句话是多么的伟大。

李建生有个特点，不会刻意讨好别人，反对奉承。别说奉承，他在工作中有时候还不给领导留面子，如有的领导对士兵"不喝生水"这条规定不重视，认为其"太绝对"，他就会冲上去，找领导理论，直接让领导下不来台。但他继承了他家庭里的一个优良传统即乐于助人。他平时对干部、战士问寒问暖，在干部、战士最需要的时候送去药品；在工作生活中能迅速发现别人的困难，并在第一时间给予帮助。比如，战友崴了脚，他会搀扶着他去卫生所；谁的家属来部队，他会骑着自行车帮忙去接；谁写字缺支笔或谁上街缺几块钱，他都能及时送过去，对干部、战士一概如此。1964年夏天，他在团卫生队工作，一天中午，一个领导从训练场回来，浑身冒着热气，在食堂门前的水井边洗头洗脸，洗一遍水，发现忘了拿香皂。当时许多人围观，唯有李建生迅速跑回宿舍，很快把自己的香皂递给这位领导。领导也没说什么，很快冲洗完毕。李建生这个举动是一种习惯，是源于内心的善良和关爱，非刻意而为之。

然而第二天，李建生接到通知，让他准备参加公安医学专科学校的招生考试。这个学校是部队与公安大学合办的，以学习西医为主。部队从事卫生系统防病工作的，须经单位推荐才能报考；在校学习期间表现优秀的，毕业后可提为干部，当军医。李建生听说过这个学校，他知道名额有限，但没想到首长们把这个珍贵的名额给了他，他喜出望外，激动地又蹦又跳！于是有人就说，是他给领导拿了块香皂，才有了这个名额。李建生听后笑笑，不想去解释什么。

部队领导给了机会，李建生就全力备考。他初中辍学时，就有自学初中、高中课程的想法。所以，这些年来他一直用业余时间自学初中、高中课程。

真正有大把时间学习，还是他在部队住院时。1960年春节后，因部队有许多干部、战士感冒了，李建生骑车到市里采购药品。团驻地离市区较远，天气又冷，寒风刺骨，骑车进城单程要近2个小时，连续几天采购，他也感冒了。而此时，卫生队一个医生要到市区一个医院进修，李建生骑一个三轮车替这个医生送行李，来回蹬了4个多小时的三轮车，第二天，他便病了，得了胸膜炎，住进了医院，因为情况比较严重，一住就是5个月。在此期间，医生给他治病，他就向医生学治病。当时解放军总医院、北京军区总医院、北京协和医院的专家都给他诊过病，专家们详细问病的过程，也是他学习治病的过程。同时，他还利用这个时间，学习了余下的初中和高中课程。

所以，他参加公安医学专科学校入学考试，比较轻松就考上了。特别是作文，让自立题目，他立的题目是《做好防病工作最光荣》，他判断这篇作文得高分了。

　　在公安医学专科学校，主要是学习西医知识，比如解剖学、生理学、病理学等。当时的老师都是首都有名的专家教授，李建生十分珍惜这个千载难逢的机会。那个时候，他白天听课或待在解剖室，晚上12点前没睡过觉，苦读、苦学、苦练。在手术室见习时，他总是第一个到手术室台前，主动做好术前的器械消毒等工作，整个手术聚精会神，把责任心、虚心、静心放到前面……

　　1966年6月，李建生毕业了。毕业后，李建生因表现优异被提拔为军官，正式成为一名军医。

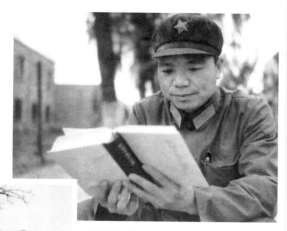

青年军人李建生读书如饥似渴

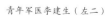

青年军医李建生（左二）

"一把草"

　　被誉为"天然药物"的中草药，是中华民族悠久历史和灿烂文化的重要组成部分，是我们的祖先留给我们的宝贵财富。出生在"草到安国方成药"的李建生，对中草药有着深厚的感情。之前他发明的"青蒿杀蛆""大青叶防治肝炎"，就是对中草药感情的寄托。

　　20世纪60年代末，部队药品出现匮乏，满足不了干部战士的需要。当时一个医生只能开两张处方药，一张处方只能开一味消炎药。特别每当季节病来临，如春夏之交的呼吸道传染病，夏季的中暑、痢疾，冬季的气管炎、肺炎及各种冻伤等，不能及时给干部、战士用药。

　　药品短缺成了当时困扰部队基层防病治病工作的大问题，也成了李建生"吃不好饭，睡不好觉"的大问题。他突然想到，前段时间，他用鲜大青叶抗病毒、防治肝炎都有很好的效果，何不"自力更生"去自采些中草药为干部、战士防病治病呢！实践证明，鲜的草药比干的效

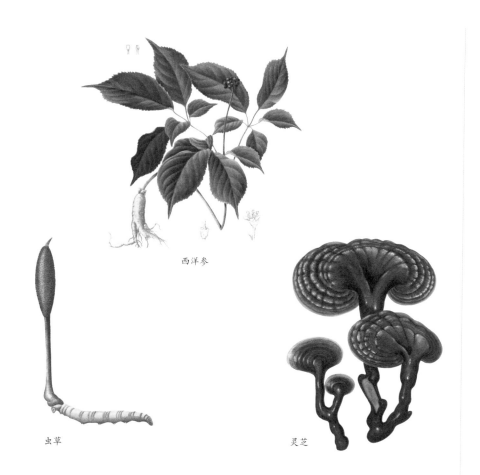

西洋参

虫草

灵芝

果要好得多呀！于是，这个在"药都"长大，从小就跟三祖父采药、认药的李建生，到集市上买了箩筐，开始了"绿色行动"——采药。他先是在营房周围采一些草本植物，如黄芩、羊蹄草、马齿苋等，到老百姓的田边采些蒲公英、地丁、旱莲草等，后来就到附近的香山里面的樱桃沟去采。他说，自然环境好的地方草药也会茂密鲜嫩，香山属于温带大陆性气候，土壤地形也比较丰富，包括沙质土、黏土等，气候、地形和土壤及潺潺源流为植物生长提供了良好的生态环境，因此，这里不但山花烂漫，而且中草药资源十分丰富，柴胡、知母、丹参等随处可见。要奋斗就不怕没舞台，这漫山遍野的草药，不就是人生的大舞台吗？李建生已沉醉于其中。那时候，樱桃沟可以自由出入。李建生一般从北边进沟，采一些在阴凉潮湿的黄精、玉竹、山豆根等，然后从东边转出来，采一些鬼针草，经过"石上松"，回到营房。

　　起初，李建生也没有想要把这件事搞得轰轰烈烈，但他经常在早操前背回一筐药材，而且要把药材放到操场边上晾晒，时间一长，引起了大家的注意，问他采这些药材干啥，他便如此这般地给大家说明了情况，立即引起了大家的兴趣，纷纷表示要跟他去采药。于是，李建生带了几个战友跑到樱桃沟、香山、八大处、妙峰山采药。李建生边带大家采药，边给大家讲哪些是草药，都叫什么名字，哪些是药用部分；采根最好在初春秋末，采茎、叶最好在花朵初开，采花最好在含苞待放时，采皮以春夏之交为好，采集花草一般连根拔起为好，等等，讲得大家兴趣满满，欢声笑语不断。

　　采完药回来，李建生按照少年时三祖父教他的方法，到老百姓家用石碾子把药材碾碎，配成不同草药，比如治咳嗽的、治肚子疼的、治嗓子疼的、治跌打损伤的，等等。你还别说，这些草药，用于治疗干部、战士身上这些简单的毛病，还真是有效，干部、战士们觉得李建生还真是个神人！

　　有了个好开头，李建生觉得应该搞点规模生产。当时部队闲置的山坡地很多，他就向部队领导申请借用点山坡土地，用来开荒种药。领导一看他确实"折腾"出了成绩，就批了他20亩地，让他自种草药，于是他又拉上几十个战友，用业余时间开垦土地。地开垦出来了，他又四处学习种植草药的技术和方法。他在动物园见到过桔梗，就问动物园的师傅桔梗如何种植；在清华园他看到过玉簪花，便向人家请教玉簪花的种植方法。

后来，他知道海淀区东北旺有个药用植物研究所（后来才知道这是中国医学科学院的药用植物研究所，那时的名字还叫药用植物试验场），这个药植所有1000多亩地，种了1200多种药用植物，有国产的，也有不少是进口的。刚入春，二月兰盛开后，各种药用植物也竞相变绿、变红，一片绿海一片花海。那时候，李建生住在东北旺、西北旺之间的太舟坞，业余时间骑个破自行车，20分钟就到了这里。他到这里不仅是为了认药，更是为了认"师傅"。那段时间，他认识了这里十几位种植草药的师傅，最有名的就是后来成为中国工程院院士的肖培根，最熟悉的就是他的安国"药都"老乡，比他大两岁的霍东景。

霍东景1956年来到药植所。当时，药植所的建设刚刚开始，需要会种植草药的工人，哪里有呢？最近的当然是"药都"河北安国了。这样，药植所就在安国招收了40余名草药种植工人，这其中就有霍东景。由于两人都来自"药都"，都喜欢草药，自然就拉近了感情。特别是当他听说李建生在部队搞"四自"，解决部队干部、战士"药荒"问题，霍东景更是敬重他，不但在药植所教李建生怎么种药，还经常带人到李建生的部队，指导李建生和他的战友怎么种药。后来他们俩成了好朋友，直到半个多世纪后的今天。

李建生垦荒的20亩地，种植了30多种草药，成了闻名的中药材基地。药材多了，制作便成了问题。李建生开荒的这片药材地旁边，有个食品加工厂，处于停工状态。此前，李建生与这个工厂的几个工人认识，还给他们针灸治过病，关系比较密切。于是，李建生把药材晾干、晒干，一部分储藏在这个厂的仓库里，一部分让他熟悉的工人用厂里的设备把草药粉碎，并按医药古籍里讲的方法，制成中药丸、散、膏、丹。

这项活动，被团里称为"四自"：自采、自种、自制、自用。自采，就是自己采草药；自种，就是自己种草药；自制，就是自己把药材做成制剂；自用，就是把药用到干部、战士身上。

李建生所做的"四自"活动，对确保部队稳定，保证干部、战士的身体健康，提高部队的战斗力，有着重要的意义！那时候不说师团了，连军区都在推广他的经验。那年夏天，军区卫生部的一个领导，带一个工作组来这里总结经验，住了一周，本部队卫生系统的大小领导也都来现场学习。从此，找李建生学习、取经的人络绎不绝。团里还把李建生"四自"的药品放在驻地机关展览，整整放了一层楼，军地许多医务工作者前来参观。后来媒体报道了部队卫生战线"一根针"和"一把草"的事迹。"一根针"是某军区一个用针灸给干部、战士治病的军医，叫赵普宇；"一把草"就是用草药为干部、战士防病和治病的军医李建生。

这个时期，全国西医都在学中医、学中药。借此机会，部队组建了一个中医药教学班，领导见李建生又是用青蒿杀蛆，又是用大青叶防治感冒和肝炎，还兴致勃勃地搞"四自"，就让他当教员，普及中医药知识。因为名声在外，来听李建生课的不但有部队的医药工作人员，还有驻地机关和地方医务工作者。这让李建生诚惶诚恐，他夜夜备课，苦读药书。后来，他见一些来听课的不少是医院的医务工作者，还有一些本身就是医药专家，干脆他在课下请教他的"学生"。内经好的，他向人家学内经知识；风湿好的，他向人家学风湿知识；伤寒好的，他向人家学伤寒知识；方剂好的，他向人家学方剂知识；中药好的，他向人家学中药知识……他把学来的知识又教给班上的其他同学，他把这个班办活了，也办火了，既教了大家，又提高了自己。更让他高兴的是当时那些医药界的专家"学生"许多都成了他的好朋友，而且一直在交往，李建生研发鲜动物药时，有许多专家"学生"助了力，帮了忙。这一段成为李建生成长中的珍贵经历。

第三章

"生者尤良"

　　李建生说：抗癌鲜动物药"金龙胶囊"是对鲜动物药应用的继承和发展，这一研究的起步，来源于患者的需求和一个医药卫生工作者的职业道德与责任感。我在临床中每天都接触大量患者，癌症带给患者本人及家庭的痛苦深深刻在我的脑海。不能为他们减轻消除苦痛，我从内心深处感到愧疚。就是这个愧疚感，让李建生开启了一段鲜动物药的传奇之旅。

挥之不去的眼神

小时候，大姑特别疼爱李建生，抱着他到处跑。他到部队之后，时常惦记大姑，写书信对大姑问寒问暖。

1970年8月的一天，李建生收到河北大姑家表兄的来信，说他大姑本来在青海帮助在那儿定居的女儿带孩子，前几日得病回老家了，得了什么病也不知道，反正特别难受，想到北京投奔李建生查一查。当时李建生正好准备回河北探亲，就赶紧给老家写信，说此事紧急，先就近到石家庄市第四医院查一查。于是大姑他们从安国出发，李建生从北京出发，匆匆赶到医院，一检查，让李建生大吃一惊：大姑竟然得的是宫颈癌。李建生也不休探亲假了，赶紧带大姑到北京大医院再查，跑了好几个医院，都是一个答案：宫颈癌晚期！

时间一天天过去，对大姑的病的治疗也没有好办法，李建生爱莫能助，当然也不能告诉大姑，只有背着她流眼泪。而大姑家子女都很孝顺，明确说治病花多少钱都行，宁可倾家荡产也要治。

治疗一直无效果，大姑也觉得没什么希望了，临终前用痛苦的、无助的、渴望生存的眼神看向李建生，仿佛在说：你不是医生吗？怎么不能救救大姑呢？

他作为侄子，感到了无奈；作为医生，他感到了一种说不出来的滋味。他暗暗对自己说："我一定要找到一个办法治疗天下癌症！"

启 发

2024年4月13日，近85岁的李建生在五棵松中医门诊部出诊，在为一位43岁的男性患者看完病后，这位患者突然站起来走向李建生身后的书柜，说要拿一本书，边说边拿起一本，一看是《史记》，赶紧放下，自言自语地说："医生还看《史记》呀？"

读书是李建生的终身追求。当年他虽因家庭贫困而辍学于初中，但没有妨碍他坚持读书。他将读书作为一种生活方式，努力提升自己。

对自学读书，李建生十分自律并有惊人的毅力。从在部队起，他"闻鸡起舞"，每天早上4点多就起床读书，这个习惯一直坚持了半个世纪。

"医生还读《史记》呀？"李建生不但读《史记》等历史类书籍，他还读哲学、文学、自然科学等多种书籍。刚当上军医的时候，他就结合部队的政治教育，学习毛泽东的《矛盾论》《实践论》等著作，他觉得这些哲学著作能启迪人的辩证思维，为他学习研究中医药学打下良好的基础。他还读《钢铁是怎样炼成的》《傅雷家书》等书籍，以提高自己的修养。读中医经典对中医药人的重要性毋庸置疑。李建生从20世纪70年代开始，就阅读中医药经典著作，如《神农本草经》《新修本草》《本草纲目》《备急千金要方》《肘后备急方》《伤寒杂病论》《温热论》等。同时他还学习《分子生物学》（美Robet F. Weaver著）《生物化学》等西医理论书籍。白首之年，未尝释卷。

朱良春教授曾说，李建生读书是"孜孜不倦"。他读书是全身心投入，有时到了"痴迷""疯狂"的地步，读到"茅塞顿开"处，他甚至大喊大叫起来，或者直接把感想写在书上，与作者"对话"。他在读一本书中"作为克隆载体，有两种噬菌体比较受欢迎。第一种是λ噬体，其中的一些不必要基因被弃掉"文字时，直接在书中写上"确实知识就是力量，看到这里全身充满了力量"的文字，从中看到他读书是多么的如饥似渴，激情似火！

李建生认为，读医药书籍不能像读一般文章那样泛泛地读，而是要精读、细读，带着问题读，边思考边读，反复领会其中的奥秘和思想。

1978年，李建生参加了中国中医研究院首期中医研究生班的学习，在这里，他认识了全国许多知名的专家、教授、学者，得到了朱良春、谢海洲、方药中、岳美中、刘渡舟、姜春华、颜德馨、邓铁涛、何任、张琪、任应秋等多位中医前辈、大师的指导。当时朱良春教授关于动物药是"血肉有情之品"的实践体会与理论，北京大学、清华大学、中国医学科学院对鲜地龙、鲜胸腺、鲜脾脏等相关研究成果的介绍，给了他研究鲜动物药以抗癌的启迪。而他在读《神农本草经》时，书中"生者尤良"，像一道闪电划破夜空，他的眼前一亮：生为鲜，世间多数东西都是鲜的比陈的好。他理解老祖宗这里讲的是植物的"鲜"，但动物药亦应如此。他又找来有关书籍研究，动物个体中存在着动物防癌自愈的本能基础物质，神经和精神活动的调节物质，还有化学信息物质，是药用活性物质的宝库……他还想起小时候三祖父对他说过，大曾祖父行医时，遇到一个眼睛上火的病人，大曾祖父就让他到河里捞了几条小蝌蚪生吃下去，两天之后眼睛就好了；李建生还想起他去中国中医研究院时振声教授家里时，看到一本医学杂志，里边有一篇文章，说泰国一女性患乳腺癌，久治不愈，当地一个医生让其家人捉来壁虎，破腹去脏后用菜叶包好，嘱病人生吞，一周后病人病情明显减轻……

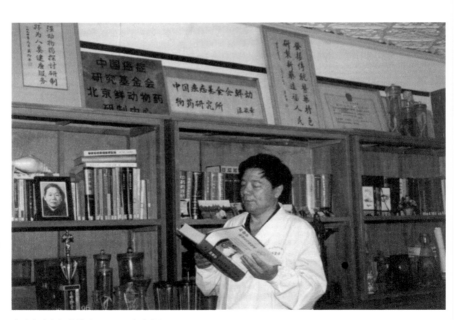

李建生在查阅资料（20世纪80年代末）

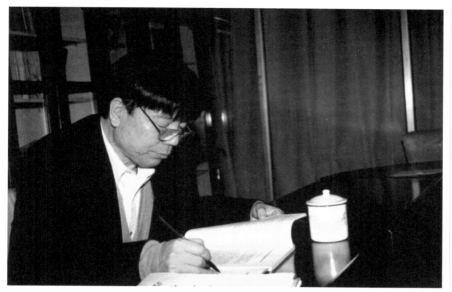

李建生在工作（20世纪90年代初）

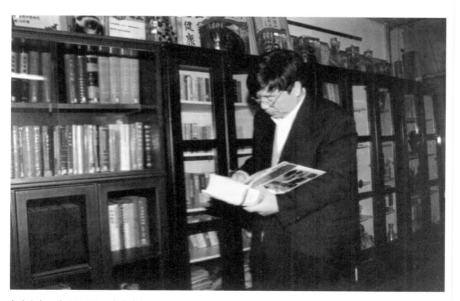

李建生在工作（20世纪90年代中）

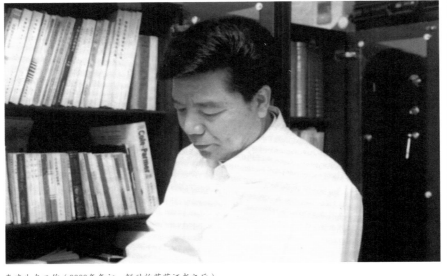

李建生在工作（2000年年初，鲜动物药获证书之后）

同时，现代医学理论也启发了他。1980年，他参加了北京市卫生干部学院（现中共北京卫生局党校）的西医理论学习，这是他参加公安医学专科学习之后，又对生物化学、细胞生物学、分子生物学、基因工程学等现代生命科学理论进行了学习。当时我国刚实行改革开放，世界上一些前沿的科学技术知识，包括生物制药等知识，如雨后春笋般地到来，李建生紧跟时代步伐，结合学院西医基础班级课程，认真地学习世界一些前沿的科学知识。这次对现代科学理论的学习，也影响、启发了李建生，使他渐渐形成了传统中医药与现代科学理论相结合研发鲜动物药的思路。

他分析：癌症的发病，并不是我们所想象的是由单一的病因、单一的机理、单一的层次所致，而是在漫长的发病过程中由多病因、多机理、多层次综合作用所导致的，最初是引不起人们重视的轻微症状，而后就会表现为较强烈的病理变化，在这层外表的蒙蔽下，癌细胞慢慢地侵蚀着患者的肌体，到真正发觉，为时已晚。在过去的很长时间里，中外许多医学界人士，都曾为攻克癌症做着不懈的努力。西医采用的手术疗法、化学疗法、放射疗法直接作用于癌细胞；中医的"奇花异草"，内饮外敷，作用潜移默化。因癌症的发病机理太复杂，所以这些中西医方法都不能够从根本上解决治疗癌症的问题。比如化疗、放疗虽然对于消灭人体内的癌细胞有显著作用，但同时化疗、放疗也在无情地破坏着人体的正常细胞，极大地影响了人体的正常机能，从而导致了患者的脱发、虚弱，在治病的同时，也在摧毁着患者的正常肌体。采用中医药治疗，在前辈的开掘下，已经发现了对癌症有疗效的药物，但中药所起到的只是一种调节、控制的作用，目前还没有发现一种能够彻底消灭癌细胞的中药。李建生打趣说，"中医治疗癌症是'只见森林，不见树木'，是整体疗法，多兵种、大兵团作战；西医是'只见树木，不见森林'的局部疗法。"

他认为自己所要做的，就是克服西医"只见树木，不见森林"和中医"只见森林，不见树木"的短处，尽量做到"既见森林，又见树木"，取长补短，把二者有机地结合在一起，将传统的、原始的鲜动物药用法同现代高科技相结合，集合两家之长，既保持中药多成分的模糊性，又最大限度地弄清中药有效成分的明确性，在不损坏鲜动物药的药理成分的情况下，将其制成一种易吸收、易保存、安全有效的药品。

恩　师

李建生认识首都许多知名专家和教授，而这些人对他的事业帮助很大。这里介绍两位恩师。

恩师谢海洲。

谢海洲（1921-2005），河北省秦皇岛人。北京中医药大学名誉教授，博士生导师，中国中医研究院研究员，广安门医院主任医师、首批国家级名老中医之一，国内著名的中医药学家。

他出身中医世家，幼承家技，喜爱中医药学，熟诵经典医籍。在燕京大学读书，后转北京大学农学院生物系攻读植物学，拜赵燏黄老先生为师，从事本草学研究。他曾襄助陈慎吾、胡希恕创办北京中医讲习所，任中药方剂教师，后任北京卫生学校高级教师，中华人民共和国成立后任中华医学会《中药通报》编辑，北京中医学院（现北京中医药大学）中药方剂教研组副主任及中药系主任，中国中医研究院广安门医院

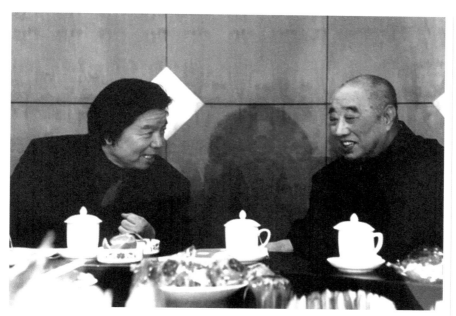

李建生与谢海洲教授交流

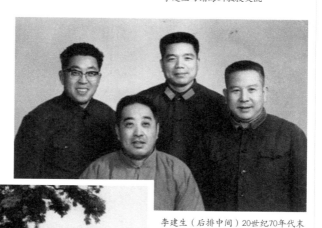

李建生（后排中间）20世纪70年代末
初识谢海洲教授（前排）

20世纪80年代初，
李建生（右一）创办康复医院
得到谢海洲教授（右二）的
指导和帮助

内科主任医师，兼任中国药学会、药学史学会理事，中国中医药学会、内科学会顾问，1990年荣获国务院颁发的有突出贡献的专家称号，指导博士、硕士研究生近20名。

谢海洲先后在学术期刊发表论文200余篇，出版学术著作如《谢海洲医学文集》《医药丛谈》《中药常识》《常用药品小辞典》《药物手册·中药部分》等20余部。其业绩及学术经验载入《中国中医人名辞典》《名老中医之路·第二辑》《中国名老中医药专家学术经验集Ⅱ》《名医奇方妙术》等书。他还多次赴马来西亚、新加坡、印度尼西亚、比利时、荷兰、美国等国讲学访问及进行学术交流。

1974年年初，李建生在部队搞中草药"四自"的时候，许多部队或地方医疗人员来部队参观，其中中医师韩胜保离他的部队较近，来的次数较多，慢慢地就由认识到熟悉，由熟悉到朋友。韩胜保那时候认识谢海洲教授，听过谢老的课，他见李建生痴迷于中药，就带他去听谢老的课，并向谢老介绍了他。听了谢老几节课，李建生觉得他医药知识渊博精深，学术言之有物，说话言简意赅，是个好老师。他就跟着谢老，学习中药及方剂学相关知识。那时候谢老经常到各院校讲课，谢老到哪里授课，李建生就跟到哪里听课。当时李建生正好在部队当中医药教员，他听谢老多少中药及方剂学，就给部队基层医务人员讲多少中药及方剂学。谢老很喜欢李建生，经常把他叫到他家里进行指导。李建生研究鲜动物药、创办医院等每个困难时刻、关键时期，都得到了谢老无私的指教和帮助。当李建生做出一些成绩时，谢海洲教授及时给予他鼓励和表扬。

1998年5月11日，谢海洲教授在《中国体育报》发表文章："谈谈动物药的鲜用"，特别讲到李建生的动物药鲜用：

运用鲜药治病，是中医特点之一。

自《伤寒论》问世以来，运用鲜药者比比皆是。1949年以前北京的中药店有40余种鲜药供应，北京四大名医之一孔伯华先生在前门外北京达仁堂应诊时，门口即有摆放鲜药的药摊供应鲜品。西四怀仁堂药店曾设有鲜药圃，小型药店也有专人送鲜药上门。

1981年北京市卫生局召集座谈会谈中药时，曾建议恢复鲜药供应的传统，得到各方面的支持。

我是一贯提倡应用鲜药的，我在农村巡回医疗时，我曾嘱咐患者自采自用当地产鲜药，如苇塘挖鲜芦根；沙荒地找鲜茅根；端午节前后挖鲜菖蒲、采鲜艾叶；秋后挖鲜藕，初秋采鲜莲子、鲜荷叶；冬至前挖石莲子等，并将应用鲜药的知识，向公众广为宣传。我用四生丸、清络饮，均喜用生品、鲜品，这样自采自用提高了疗效，也普及了医药知识。

古代医生早有喜欢以鲜药采用自然汁冲兑使用的习惯，这是因为鲜药自然汁具有药鲜、汁醇、气味纯正的特点，最能保持鲜品的天然性能，其临床应用的历史早在秦汉时代即有记载，应用于内科杂病的调治，危急重病的救治以及解毒外治等方面。除去植物鲜药，动物鲜药也有广泛的用途，值得推广。

中国中医研究院中药研究所郝近大同志曾于1984年对北京鲜药应用的历史进行调查和总结，在此基础上于1986年分别发表论文，论述其源流及品种功效等内容，引起中医药界很大反响，对鲜药濒于失传的情况有所扭转，同时在一些地区鲜药供应亦得到恢复和缓解，其功莫大焉。

今李建生研究员又以动物鲜药组成"扶正荡邪合剂"，治疗各期癌症获得很好疗效，值得庆幸雀跃。

谢海洲教授还经常教导李建生以德做事，以诚待人。他曾写信给李建生，教导他要"远小人亲君子"。好人要多交往，但对不可靠的人，只认钱不讲德的人，要远离，否则他们会害了你，污染了中医。

李建生说："没有谢海洲教授等专家教授对鲜动物药事业的支持和帮助，就不会有现代鲜动物药制剂的问世，也不会有千万名患者受益！"

2023年7月16日，为纪念谢海洲教授诞辰100周年，李建生建议召开"纪念谢海洲教授诞辰100周年座谈会暨谢海洲学术思想研讨会"，会上茶歇摆台时，李建生与二女儿还专门摆上谢海洲教授生前特别喜爱的、可以入药的荷花，以示对谢海洲教授的怀念。本来这次活动只通知了他生前部分好友及学生，但许多人士听说后都自发来到会场。

李建生作为主讲，说道："我恩师谢海洲教授'幼承家学'，年少时因为家境贫困，奔波生活，没有按时到学校上课，但谢海洲教授的一生就是边工作、边学习，边学习、边写作的一生；是公认的教育家、药学家、临床家，又是资深的文献及历史学家……"

恩师朱良春。

朱良春（1917-2015），江苏丹徒人。南通市中医院首任院长，南京中医药大学终身教授、博士研究生导师；同济大学特聘教授，广州中医药大学第二临床医学院、长春中医药大学客座教授；中国中医研究院学术委员会委员暨首席荣誉研究员；国家优秀中医临床人才研修项目专家指导委员会副主任委员，中华中医药学会终身理事、风湿病分会顾问；国务院"杰出高级专家"，享受国务院政府特殊津贴；2009年被授

追寻天然

予"国医大师"称号。

朱良春教授从医近八十载，对风湿病、脾胃病、肝病、肾病、肿瘤等疑难杂症有很深的研究。临床倡导辨中医的"证"与辨西医的"病"相结合，"双重诊断，一重治疗"。他善于继承前人的经验，结合自己的临床观察，创新中医诊疗新法。朱良春是公认的痹病研究大家，享有"南朱（良春）北焦（树德）"之美誉，提出了"浊瘀痹"理论。他出版了国内第一部虫类药专著《虫类药的应用》。著有《章次公医案》《医学微言》《朱良春用药经验》《朱良春医集》等著作10余部，发表论文近200篇。

李建生久闻朱良春教授大名，知道他是我国虫类药大师，但未曾谋面。上中医研究院首届研究生班的时候，朱良春教授来这个班授课，李建生如愿以偿，见到了朱老。他说那一刻他非常激动，听完课后拿着朱老的著作，去找他当面请教。朱老一看自己的书被李建生看得书边都卷起来了，有的书页快成"麻网了"，知道这是一个很勤奋、刻苦的人，便对他不吝教导，倾囊相授，对他提的问题不厌其烦，一一解答，使李建生茅塞顿开。在李建生阅读朱老的《朱良春用药经验集》《虫类药的应用》等著作时，朱良春教授亲自在书上给李建生画重点，反复讲解，真正体现了"手把手地教"。此后几十年，李建生与朱良春教授交往至深。

朱良春教授一直说"经验不保守，知识不带走""蜡炬燃己，光照他人。"其敬业精神和博大胸襟，令李建生折服。李建生说朱良春对他来说不但是医学上的老师，还是人生的榜样！

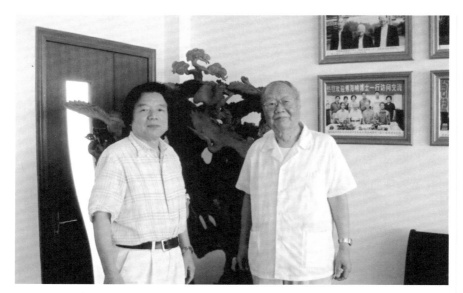

20世纪90年代，李建生与朱良春教授

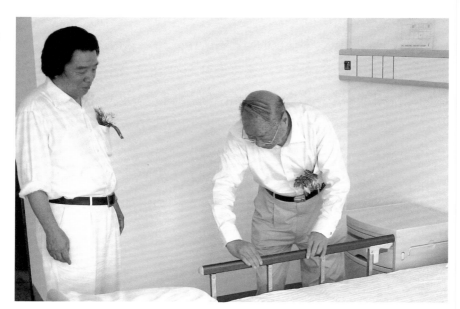

李建生在南通良春风湿病医院和朱良春教授一起查看病房设施

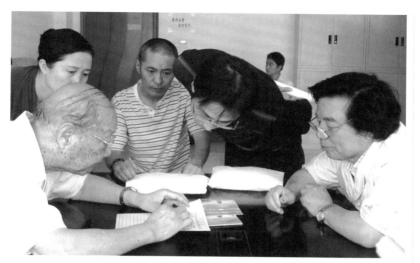

李建生与朱良春教授一起为患者看病

朱良春教授2001年给建生药业的一封亲笔信

朱良春教授在2001年7月5日一次有众多医药专家参加的座谈会上发言，讲了他与李建生的交往，他说：

中医药工作者在党的领导下，继承发扬了中医药学，呈现了推陈出新、百花齐放的局面。李建生研究员创新的"金龙胶囊"就是一个生动的例子。他对医药工作一直刻苦钻研，孜孜以求，对虫类药的应用更是如饥似渴的求索。我早在1963~1964年就在《中医杂志》发表了"虫类药的应用之研究"的连载，《虫类药的应用》一书1980年出版后，他就认真研究，在实践中反复验证，并与余经常交流商讨，多有创见，我们成为忘年交。他倡导应用鲜动物药，疗效大大提高，这是药剂改革的一次飞跃，为中医药的发展，做出了可贵的贡献。"金龙胶囊"成为国内第一个抗癌鲜动物药，这是值得祝贺的。当然，有关的医药专家和科研部门的协作支持，也是令人感动的。

动物药的卓越疗效诚非一般草木药所比拟，它既善于钻透剔邪，又是血肉有情之品，故能扶正培本，这是动物药特色的体现，具有双刃剑的作用，"金龙胶囊"的疗效，可以充分反映出来。

当年李建生带着他用鲜动物药抗癌的想法，去请教谢海洲教授和朱良春教授，两位恩师听后都非常激动，眼睛充满希望的泪光，讨论道：古人早就注意到鲜动物药的疗效，若用法得当，会有意想不到的效果。动物是血肉有情之品，擅长走窜，具有补益效果。鲜动物药较之鲜植物药，也容易被人体吸收和利用。"生者尤良"，说明生品活性物质的作用不可低估，而传统中药的炮制方法使蛋白质、酶等大量活性物质被破坏，大大降低药效。两位恩师还道：鲜动物药难以保存，用的人少，在书上记载的经验也不多，可效仿的医案很有限，要应用开发，没有经验可借鉴，困难会有很多……但他们都怀着无比激动的心情支持李建生对鲜动物药治疗癌症等疑难杂症进行研发探索，续写中国上千年动物药文化的历史！

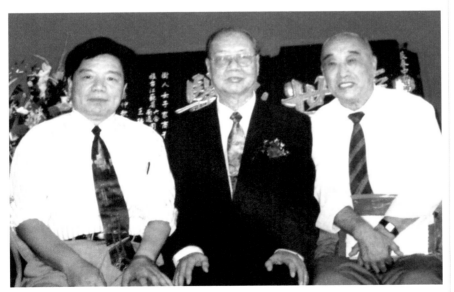

李建生（左一）与朱良春教授（中）、谢海洲教授（右一）合影

初尝鲜动物药

"我不喜欢天天都很舒适地过日子，我更喜欢找罪受、找苦吃。人不会在特别舒服的情况下成长，只有主动'找苦吃''找罪受'，人才能成长，才能进化。"李建生说。

这个时期的李建生对鲜动物药抗癌的研究已经到了如醉如痴、如疯如狂的地步。研究中，李建生筛选了20多种动物，包括鲜守宫、鲜毒蛇、鲜全蝎、鲜蜈蚣、鲜地龙等。这类药的作用有很多，如活血化瘀、益精助阳、补津生津、益气养血、补益气血、补阴填精等，是抗癌的重要药材。当时，他除了"激情似火"，别的什么也没有，就是在这种情况下，他还是要"土法上马"！

先采集原材料——鲜动物。每到周日，李建生就换上便装，骑上带筐的自行车，到远郊山里采集活动物，路途往返5万米，他天不亮出发，天黑了才回来。有一次他在深山里逮动物时，脚下一滑，从十几米高的山坡上摔下来，他强忍疼痛，勉强爬起，捡起动物，挣扎着用了5个多小时骑车回家，到家时已经是夜里快12点了。第二天上午就因腰伤住进了医院，到现在他的腰仍有后遗症。

动物药具有疗效高、活性强等特点。动物药发挥作用的物质基础在于含有某些生物活性物质，如化学信息物质（递质、介质等）；动物防病自愈的基础物质（溶菌酶、抗体等）；调节平衡和开关的物质（运输蛋白、激素、酶、离子通道等）；神经和精神活动的调节物质（神经肽）等，与人类的亲缘关系比植物更为接近，应用于人体能够迅速地通过神经体液调节机制，对人体某一组织或器官起到调整、控制的作用。但是传统的动物药加工方法是将动物的药用部分晒干或焙干，或服用时进行煎煮，破坏了动物体内大部分有价值的生物活性物质，尤以蛋白类物质变性破坏最为突出，因而大大降低了动物药的疗效。

因此，制备加工的关键是要保持药品"鲜"的本质与特性。鲜活动物宰杀后不低温冷冻保存就会腐败变质，不在低温下制成药物，鲜活动物体内所含生物活性物质就会变性。那怎样保持药品的"鲜"呢？书上没有看到记载，民间没有听到传说，且当时条件有限，没有先进的仪器设备。

李建生又陷入了他的奇思妙想中。那个时期，李建生住在颐和园附近，冬天，他到颐和园昆明湖边散步，总能听到湖面上发出"砰砰"的声音，他知道，那是湖水结冰的声音。在天气寒冷到一定程度的时候，湖水开始凝固，结成冰层，冰越积越厚，就会膨胀，冰会断裂……他似乎找到了办法。

鲜动物药的研制，目的是为患者提供疗效可靠、质量稳定可控、无副作用的药物，也就是要改变历史上动物药的传统用法，进行一次动物药应用史上的创新。

实验需要一个安全、安静的环境。李建生在北京一个小区租了一间平房当作他的小实验室，买了冰柜、冰箱、盐水瓶、绞肉机、高速匀浆机，开始了他的实验。

当时条件很艰苦，屋子小，冷冻的设备虽然简易，但占地方，再放些瓶瓶罐罐，剩不下多少地方了，所以这里也没地儿放床，李建生就把麻袋铺在地上，困了累了，躺在麻袋布上和衣而睡。

新药研发是个充满挑战和未知的探索之旅，在这个过程中，需要不断挖掘新的方法。李建生在采集动物后，在运输、储藏过程中为保持其鲜活本质不变的情况下，放入一个器皿，加入水，进行匀浆处理，实施超低温冷冻使其结冰。冰断裂后，把动物细胞膜扎破，通过冻融使动物细胞内各种有效成分释放出来……

李建生自己做出了鲜动物药液。

然而，怎么证明这药液无毒无害呢？

一天夜里，李建生突然从床上爬起来，把爱人吴改茹叫醒，告诉她："我要亲自尝一尝这鲜动物药。"

吴改茹吃了一惊："呀？以身试毒？那多危险呀！"

"亲自尝才能知道。如果发现我有异常变化，赶紧把我送去医院。"李建生放低声音说。

吴改茹眼里含着泪水："这些年，你搞药就像疯了一样，吃饭睡觉没个点，累得腰痛爬不起来，我都没有说过什么。但这次我害怕了，若真有个三长两短……"她说不下去了。

李建生理解她。这些年，吴改茹跟着他没少吃苦，她甚至拿着手电筒跟他到土墙或屋檐下，逮过壁虎等小动物；与他一起冷冻过动物，当时的动物放到盆里血肉一片，许多人见了捂着鼻子走开了，但她却按丈夫的吩咐一步步做，从来没捂过鼻子……她是心甘情愿的。"也许这次我真的太冒险了，她真的害怕了。"李建生说。

李建生想了想，平静地对她说："放心吧，我先尝壁虎，壁虎是没毒的，再说我们已经做了科学处理，要相信科学！"

吴改茹这才勉强允许了。李建生开始喝下自己加工过的鲜动物药液，观察了5天，没有任何不良反应。"这种药无毒！"李建生欣喜若狂。

李建生把鲜动物药液制作出来了，"以身试毒"已证明鲜动物药液无毒了，但他明白，自己制作的鲜药液非常浑浊。没有冷冻设备，"液固分离"问题、"低温下生化处理"问题，他自己都无法解决。经一个教授推荐，他来到了一个制药厂，请他们帮助制作，费了九牛二虎之力，做出来的药液仍然浑浊。后来他又找到一个有高速离心机的大学，但制出来的鲜药仍然有水。最后，李建生找到了透析膜设备，经过反复实验，终于解决了问题。

看到制作出的明亮的鲜药液，李建生异常兴奋。他走出这个单位的实验室，已是深夜，天空繁星点点，一轮明月如泉，"这明亮的月亮多像我的鲜动物药哇！"他激动地想……

第四章

好风凭借力

　　20世纪70年代末，中国实行改革开放政策，开始以经济建设为中心，人们开始接触新思想、新观念；开始追求知识、追求创新，那些勇敢的探索者，开始"摸着石头过河"。

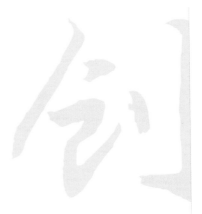

创办康复医院

　　1984年冬天的一个星期天，已成为某团卫生队军医的李建生到地方一家大医院办事，门口遇见一位老人推着严重截瘫的儿子要求住院，但由于患者多，医院没床位，住不进去，老人急得直哭。当时北京大医院住院难的情况很突出，许多医院连楼道里都挤满了患者。李建生摇摇头，一声叹息。

　　然而部队团卫生队呢，却因患者少，床位闲置；军医也因临床少，实践的机会少，医疗技术提高慢。有的医生，连一个小小的阑尾炎手术都做不了。为此，不少人呼吁改革，要求改变现状，但苦于找不到路子。

　　一天，李建生在谢海洲教授家里，谢老告诉他一件新鲜事：北京市一家医院的一个医生叫李文祥，与其弟李文忠在北京朝阳创办了一家民营医院，哥哥任院长，弟弟任副院长。李建生想：改革开放了，李氏兄弟能开民营医院，团卫生队能否也办一家对地方开放的医院，既能缓解地方患者住院难问题，又能让年轻军医多实践，提高医疗技术，同时还能增加收入，解决部队医疗经费不足……

谢老说："你的想法是有道理的，这应该是件利军利民的大好事！"

回到部队，李建生把发现民营医院的消息和他的想法告诉了他当时所在团的领导，团领导二话没说，开车拉上李建生就去了这家民营医院。到了医院一看，发现这家医院开在农村，租的是民用平房，条件非常简陋，但整个医院热火朝天，他们到时已经是上午十一点，等待就诊的患者还在排长队，偏瘫的、截瘫的、运动外伤的、免疫性疾病的，等等，病房的人挤得满满的！这阵势让这位团领导和李建生都很震惊。

正在团卫生队为医疗改革一筹莫展的时候，李建生正式向卫生队提出了创办康复医院并对地方开放的建议。团里为此召开会议，进行专题研究。

然而，这个建议太新了，新得让人惊讶。有人提出反对意见："别翻新出奇搞时髦了！就我们这儿还办医院？有设备吗？有技术吗？有药房吗？没有那金刚钻，就别揽这瓷器活！""卫生队对外开放，可从来没听说过。上级也没这个精神哪！这样做方向对吗？"

对此，李建生进行了回答：办医院是为了缓解首都患者住院难的问题，使更多的患者解除痛苦；办医院是为了提高部队医务人员的医疗技术；办医院是为了增加卫生队收入，解决干部、战士医疗经费不足的问题；设备和技术可以与首都一些大医院搞横向联合……

医生的胸怀总是要医尽天下病患！

最终，会议认为，卫生队对地方开放是新时期基层卫生工作的一条出路，方向不会错！这样，团里确定在卫生队创办一个康复医院，主要收治疑难杂症、偏瘫、截瘫患者。张修成负责卫生队全面工作，李建生主管康复医院工作，孙新山负责康复医院医务工作。但因团里经费紧张，只批了4800元。用4800元如何办医院呢？没办法，李建生他们只好省着花，他和张修成、孙新山反复合计后，把原来准备请地方修缮队粉刷房子的工程改为干部、战士自己干，把准备买新床的计划改为维修原来的旧床，这两项下来就节省几万元。新的医疗设备可先不买，借用地方大医院的。基础的康复设备总得有吧？李建生他们又想到一个法子，去找团修理所的木工班做，这一项又省下几万元。

1985年春暖花开的一天，"玉泉山康复医院"正式开业。这一天，李建生把自己这么多年认识的，来自协和医院、同仁医院、北医三院、宣武医院、广安门医院、中日友好医院、西苑医院等60多个名医、专家、教授请到了这个小小的团卫生队，举行了开业仪式。

为保证医院的医疗水平，李建生他们与北京一些大医院、高等医学院校横向联合，聘请了29名中西医专家、教授当顾问，包括谢海洲教授在内的10多名专家、教授轮流到医院出诊，风雨不误。李建生和他的两个战友张修成、孙新山喊出了一个口号：让患者来接受最好的治疗！

医院开业后患者很多，天天爆满，整个卫生队忙得不亦乐乎，一下子就有了生机。

正当李建生他们忙得起劲的时候，风波又起来了，有人说："没有三分利，谁起三分早？办医院是为了个人捞钱呗！"

在这是非面前，李建生他们的头脑很冷静，他们分头向卫生队的同志做工作，说明改革是一场深刻的革命，由于人们的思想水平、道德观念、心理素质不同，对改革的认识也不同，关键是我们要做端正，做有益于部队和地方老百姓的事，就不要怕，这也是改革开放对我们的考验。

然而不久，医院内部又有了争论，主要是觉得医院收治的截瘫、疑难杂症的患者病太重，很难治，除了问题不好办。

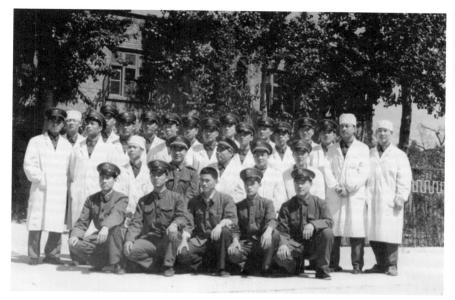

李建生（二排中）与和他一起创办康复医院的战友们

主管医院工作的李建生耐心地对战友们说："我也知道，有些患者确实不好治，但我们办的是医院，不能看着患者受折磨。我们既然费了这么大的劲办了医院，就要对社会有所担当，就要为那些无处就医的患者带去生的希望。目前我们的条件差，总比患者躺在家里强。至于医疗技术不足，我们有来自首都各大医院不同科室、不同专业、精通各个领域的名医、专家、教授，他们是我们最大的优势！"大家觉得李建生的想法有道理，很快统一了思想。

医院口碑爆棚，全国各地的患者慕名而来。这样，原有的30张床位就不够用了，李建生他们就动员医院所在的村子里的村民们，把自家闲置的房子租给医院，床位增加到110多张；到后来还是不够，他们把半个村子的闲房都收拾出来，住满了患者。那时让李建生深切地感受到，生活服务满足社会需要是多么的重要！

在改革开放的春风里，李建生一个点子，让部队和地方双双收益。而李建生的鲜动物药研发，也有了长足的进展，他开始自己制作鲜动物药。

中医药组方讲君臣佐使配伍原则。在摸索中李建生确定了鲜守宫、鲜金钱白花蛇的组方，取名"扶正荡邪合剂"，这是当时的雏形合剂。李建生在谢海洲等专家、教授的指导下，经患者及家属的同意，开始让患者服用。开始时"扶正荡邪合剂"主要用于治疗一些偏瘫、血管类疾病，以活血通络；后来尝试着用在一些癌症患者身上。

恰巧一个乳腺癌患者在多方医治效果不佳的情况下，用担架抬着来找李建生。她面色晦暗，身体消瘦，精神萎靡，单乳溃烂，创面发出浓烈的腥臭气味。家里人一再哀求，甚至说"死马当活马医"。李建生抱着试试看的想法，把一个月疗程的"鲜动物药合剂"送给了她。结果不到一个月，她家里人跑来报喜说，"患者精神好转了许多，想吃东西了，创面的分泌物少了。"

经过几个月连续用药，这名患者自己跑来找李建生。只见她面色红润，容光焕发，与之前相比判若两人，李建生非常惊讶。患者兴奋地告诉李建生："我就是用你开的方子，喝你那个药水治好的呀！"结果她成了李建生试验方剂的第一个受试者，收到了意想不到的疗效。此事对李建生有很大鼓舞。长期的辛苦付出开始有了回报，连续几个晚上让他高兴得难以入睡。

团卫生队的康复医院办得很成功。建院3年后的1987年，这个团卫生队被原北京军区评为先进卫生队。

与此同时，团卫生队一边办医院，一边利用临床和聘请的专家教授为部队培养人才。办院3年来，部队已有40多名卫生员学会针灸、按摩和护理技术；有8名卫生员基本掌握了化验、理疗、口腔、体疗功能训练等技术；7名卫生员已经考核领取了中国医科大学运动医学按摩专业证书；7名军医能熟练地对常见病进行诊断和处理，并能对危险患者进行抢救处理。卫生队购买了高档心电图机，为营连配发了TDP治疗器（电磁波治疗仪）、远红外线等设备。团里药品能满足干部、战士需要，1987年干部、战士发病率比办院前明显下降。有人计算过，这个卫生队办医院3年，走完了按常规需要走15年的路程。

《人民日报》1987年3月23日对这个团卫生队创办康复医院进行了报道：

> 人民解放军北京军区某团创办玉泉山康复医院，对外开放收治偏瘫、截瘫病人。最近，北京卫戍区、北京军区推广了他们的做法和经验。位于北京市海淀区的玉泉山康复医院是1985年利用团卫生队的人员、设备创办的，是全军最早对外开放的卫生队之一。
>
> 这个团创办康复医院利民利军……

《解放军报》1988年2月25日，以"经得起改革开放考验的战斗堡垒"为题，报道了李建生所在党支部带领大家创办对地方开放的康复医院的事迹。报道结尾写了八个字："只有改革，才有出路！"

在部队，李建生埋头苦干，为部队、集体争得了荣誉，但在个人荣誉、职级待遇面前，却处处让贤。比如，主治医师等职称既是医疗技术的象征，又是提高一级军衔的必要条件。那一年，上级下达他所在团一个主治医师名额，但有多名同志符合条件，李建生也符合条件。这件事对每个符合条件的同志来说都非常重要，有的同志说李建生有希望，但李建生主动找到组织，说："符合条件的同志中，某个同志在行政上是领导，为方便工作，建议把这个指标先给他吧。"最后，李建生推荐的这个同志评上了"主治医师"。

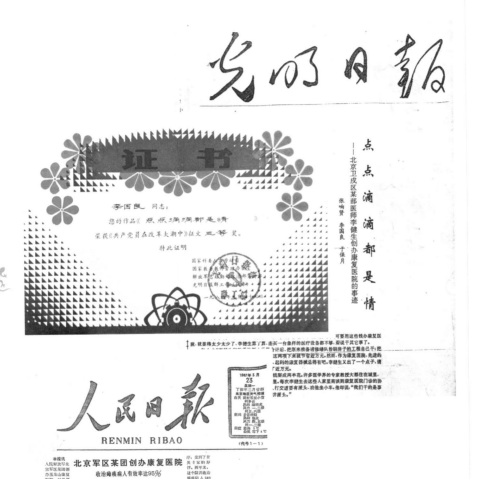

《光明日报》1989年9月4日报道李建生事迹的作品获国家科委、国家教委、解放军总后勤部、光明日报联合举办的《共产党员在改革大潮中》征文奖

《人民日报》1987年3月23日报道康复医院

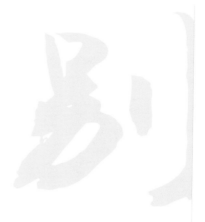

退休，告别军营

　　正当部队医院红红火火的时候，在部队33年的李建生到了退休年龄。要退休了，离开这个与他朝夕相处的军营，心中除了不舍还有万千感慨！

　　他说：33年过去了，弹指一挥间，与战友们一起度过的那些日子，那些欢乐、泪水、挫折与成功，都成为彼此最珍贵的回忆！部队是熔炉，部队是沃土。是部队把我从一个普通青年，培养成一个士兵、军官、军医。在部队，我懂得了服从命令、听从指挥的重要意义，我学会了勇敢、顽强、坚韧不拔的精神！

　　难舍我与战友们千辛万苦、白手起家建起来的部队康复医院。忘不了那些在康复医院被救治过的患者，每当我看到他们康复的笑容，心中总会涌起一股暖流。那些付出与努力，让我感受到了生命的宝贵。

　　感谢我的首长和那些与我一起摸爬滚打的战友，感谢他们对我的支持和帮助，他们是张立平、李玉堂、曹端、谢松河、冯云清、杨绍贞、王建生、梁照臣、贾振民、卞文光、戴曾玉、张修成、孙新山、贾明、张东杰、石怀芝、李保庆等。

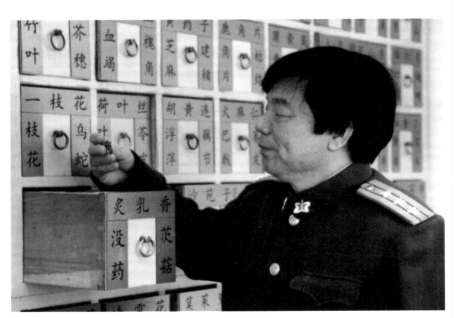

20世纪90年代上校军医李建生

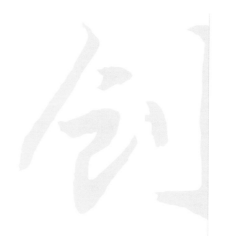

创办中医门诊部

李建生常说：每当我遇到困难的时候，总会有贵人相助，我为什么这么幸运！

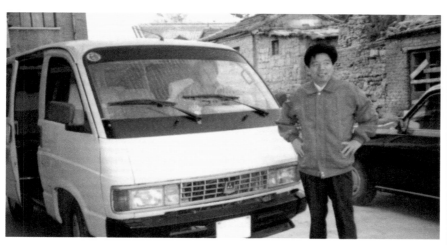

白手起家创办门诊部，购置了第一辆载人载货两用面包车

我们认为，李建生一辈子所做的不是治病救人就是研发新药，这本身就有极高的社会价值和深远的意义，"贵人相助"是对他事业的认可。不管当医生，还是搞科研，信誉是极其重要的，"贵人相助"是对他的人格及信誉的认可。也应了那句话：人越努力，他就越幸运！

李建生说他退休了，为人治病不能"退休"，鲜动物药科研不能半途而废。这时候，他的恩师谢海洲提示他，目前，国家继续依法支持保护私有经济体，能否借这个东风自己办一个中医门诊部，一边诊治病人，一边继续开展鲜动物药研究？李建生认为这是一个好办法。回到家，夫人吴改茹也支持他，让他以事业为主，家里的事不用他操心。李建生很感动，他又要上路了，决心创办中医门诊部。

此前，李建生创办团卫生队对地方开放的康复医院，缓解了地方患者住院难的问题，培养了部队医务人才，同时也给部队带来了一定的经济效益，但李建生作为这个医院的创始人，退休时，"不拿一针一线""挥挥手，不带走一片云彩"。然而，这几年他搞科研，把家里的积蓄都用得差不多了，他用什么办门诊部呢？

就在这个关键时刻，谢海洲教授又站了出来，说："钱的事我们几个人凑一凑，挺过这个难关！"

结果，有5个专家、教授主动给李建生送来了钱：谢海洲教授1万元；时任积水潭医院中药室主任陈士儒2500元；时任北京市临床药学研究所新药评审专家黄育初2500元；时任北京市中医院中药室主任谢善青2500元；时任北京市同仁堂制剂专家张杰臣2500元。

那个时候，专家们家里存个几千元，几乎是全部的积蓄、全部的家当呀！能主动拿出来做科研，对李建生来说，是一种深厚的情义，对国家来说，那是对中医药振兴发展的一种决心、一份贡献！

李建生为此很感动，也受到了鼓舞！他说他一辈子也忘不了。

赤手空拳、一穷二白办门诊部，一些检查设备、医疗用品一下子也置办不齐，李建生又想到了一个好方法。当年他创办部队康复医院时，一个熟悉的人也办了一个类似的医院。李建生虽听说过此事，因当时太忙，他也没到这个医院去过。退休后的一天早上，李建生跑步健身，顺便来到这个医院，医院负责人对他非常热情，几句话过后，便说了一大堆困难，管理层和技术力量不足，患者少等，希望李建生伸手相助，帮着渡过目前的困境。李建生天生是个闲不住的人，便愉快答应。他帮助这家医院联络技术力量，改善医疗条件，还亲自为他们配药、出诊看病。一段时间后，医院患者逐渐多了起来，其他方面也有了起色。这家医院的领导很高兴，看到李建生刚创办门诊部，便让他无偿使用医院的有关设备和医疗用品。

20世纪90年代初，李建生建起了"五棵松中医门诊部"，诊治疑难杂症患者，包括癌症患者。

李建生是个医生，他的精力主要用在治病救人和鲜动物药的科研上，门诊部的法人以及管理人员都是李建生原来的熟人。不曾想，开业时间不长，门诊部内部管理出现问题，有的偷拿药，有的私刻公章，特别是财务异常混乱，入不敷出。而他在老家安国租用的贮藏动物的冷冻库房，被一位不了解情况的工作人员拉下了电闸，冷冻库房的电停了，一夜之间，他买来的用于科研的药用动物原料全臭了，仅一项，李建生就损失了30多万元。

门诊部眼看经营不下去了，李建生想的是如何退还另外5位老师、专家的钱，不让这些本来经济上就不宽裕的专家们的利益受损失。这时，谢海洲教授又站出来，他让李建生坚持住，说："我们一起克服困难，把门诊部办下去，把鲜药的研究坚持下去，其他先别管。"

在谢海洲和其他专家的帮助下，李建生重整旗鼓，自己当法人，调

好风凭借力

085

整各部门人员，规范工作流程，重新建立各项规章制度。

　　谢海洲、张志礼、袁兆庄、何绍奇、安效先、李岩、孙桂芝、鲍友磷等专家、教授，主动到门诊部给患者会诊，这些专家、教授医德好，医疗技术精湛，受到一致称赞。鲜动物药也成为门诊部的特色药物，受到了患者的欢迎。这样，门诊部又步入正轨。

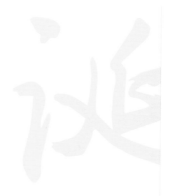

"扶正荡邪合剂"的诞生

　　证明了鲜动物药有疗效后，李建生开始申请合剂。中国几千年来还没有把鲜动物药做成过制剂，李建生将要突破历史。

　　20世纪90年代初，一个冬日，寒风刺骨，李建生心里却是热乎乎的，甚至说是热血沸腾。他来到北京市临床药学研究所，用激动得发抖的手拿出了一个盛满了动物药鲜液的瓶子，请这个研究所为他的鲜动物药进行质量标准测定实验……

　　李建生改革创新的勇气能"吞下一头非洲大象"！但对人命关天的药品实验却是慎之又慎、如履薄冰。从决心研究探索鲜动物药，到今天拿着药瓶来到这个研究所，李建生用了整整10年的光阴。10年里，他与古人的著作做了多少次对话；10年里，他向已经成为朋友的老师和专家进行了多少次请教；10年里，他多少次走荒野、爬土坡、捉动物；10年里，他多少次喝下自己制作的动物药鲜液；在用于患者治疗后，他用多少个不眠之夜观察患者身体的反应……今天送到这里的，哪里是药液，简直是他的生命！

这个研究所鉴定新药的负责人是黄育初，是个归国华侨，此前他就认识了李建生，他佩服李建生的创新精神，此前一段时间里，两人经常讨论中国的鲜动物药创新问题。这次黄教授又热情地接待了李建生。本来，黄教授的爱人也在这个研究所做检验，为了公正，他没找他爱人，而是直接将药送到了生化室。

黄教授告诉李建生，幸好前段时间"从天上掉下来"一台氨基酸分析仪，否则做不了这次实验。原来，当时我们国家刚刚改革开放，国家底子还没有那么厚，先进的科技设备还比较少，也就是说这个研究所当时还没有检验这种动物药的仪器。说来也巧，当时奥地利正在向中国出口脑活素，因这个研究所没有生物分析设备，没法做进口验收。奥方一着急，从其国内为这个研究所送来一台这样的检验设备，这才能够顺利地对奥方进口的脑活素进行检测。所以，这个研究所也便顺利地用这个设备为李建生做了质量检测实验。而后，经黄育初的推荐，李建生又来到中国中医研究院西苑医院，请专家对他的鲜动物药进行了药理和毒理实验。后来才知道，当时为他做实验的是中药药理专家，后来成为院士的李连达教授。就是这位院士，对鲜动物药的研究给予了很大的支持和帮助！

经科学实验表明，李建生研制的鲜动物药，保存了动物药中大量的活性成分，明显高于中药干品，有多种易被人体吸收的氨基酸和活性肽，具有明显的抑制肿瘤生长的作用，能够调节机体的免疫功能，减少化疗药对人体的毒副作用。

这是鲜动物药第一次获得权威评价，李建生激动万分！由于药液是李建生自己制作的，正式批药，需要生产出品才行。但当时还没有允许民营企业生产药品，怎么办呢？就在李建生为此而心急火燎的时候，有个热爱中医药、一直支持李建生科研行动的老师杨光教授，主动帮忙介绍了北京市一家制药厂，利用他们的设备生产。李建生便与这个厂子联系，确定了与他们合作，把一个车间改造成了"鲜动物药加工车间"，又从上海买来一个当时最好的小型冻干机等设备，准备生产。

然而，鲜动物药是全新的，冻干机等设备对李建生他们来说，也是全新的，这个厂的所有技术人员怎么也玩不转这个冻干机。李建生四处招兵买马，聘来5名技术人员，其中还有一名大学生，又专门派人到上海学习培训，终于使机器正常运转……

药品实验做完了，生产车间建好了，生产用的机器也安装调试好了，但在报北京市海淀区和北京市卫生局审批备案时，因当时社会上出现了一些假药，而鲜动物药又从来没听说过，有关人员对此有些担心顾虑。一直支持和帮助李建生研究鲜动物药的区、市卫生局的王志、杨光、蒋仪等同志，主动向有关部门的同志介绍了李建生不畏艰难科研创新的细节，介绍了北京市和国家一些科研单位反复对鲜动物药进行生化、药理、毒理实验的情况，讲了临床的病例等。区、市卫生部门经过认真调研、核实，于1989年4月，对鲜动物药"扶正荡邪合剂"（医疗机构院内制剂）进行了审批备案。

十年磨一剑，偶尔露峥嵘。鲜动物药研制的成功，当时震惊了中医界。谢海洲教授特别高兴，说："建生啊，这可是咱鲜动物药应用的一大步，你为现代鲜药打响了第一枪。"

中华中医药学会于1990年9月13日在北京召开了"扶正荡邪合剂"临床及实验研究阶段成果论证会。会议由该学会时任副会长、当时的国家卫生部中药新药审评委员会主任王绵之教授主持。当时，谢海洲教授连同李惠治、颜正华、杨光、曹春林、王沛、李岩、陈可冀、张志礼、张炳鑫、黄育初、韩梅等著名专家、教授30余人应邀参加了论证会。论证会对"扶正荡邪合剂"给予充分肯定，形成了会议纪要，现摘录如下：

北京市海淀区五棵松中医门诊部在中华中医药学会的支持与帮助下，于1990年9月13日邀请有关医药学专家、学者，对其研制的鲜动物药制剂——"扶正荡邪合剂"临床及实验研究阶段科研成果进行了科学技术论证。

会上首先听取了五棵松中医门诊部主任李建生关于开展此项科研工作的情况汇报，介绍了科研协作单位——中国中医研究院西苑医院和北京市临床药学研究所对"扶正荡邪合剂"所做的基础医学、生化和毒理的实验结果，刘国忠副主任医师、邢汝雯副主任医师报告了治疗癌症、系统性红斑狼疮、天疱疮、免疫功能低下等300余例临床观察结果的综合资料。江苏南通中医院名誉院长朱良春教授和中国中医研究院广安门医院谢海洲教授分别作了《虫类药的临床应用进展》《鲜药应用一得》的学术报告。与会医药专家、学者就此问题进行了较为全面的科学技术论证。提出意见和建议归纳如下：

一、研究运用鲜动物药治疗疑难病症，符合临床实际需要，是一项很有意义、很有前途的科研课题，科研方向是正确的。五棵松中医门诊部开展此项科研工作得到朱良春、谢海洲等专家的赞同与支持。在中医研究院西苑医院和北京市临床药学研究所协作下，应用现代科技方法和手段进行了一系列的实验；又在清华大学生命科学院及北京东风药厂药物研究所密切配合下，采用低温冷冻加工处理方法制成合剂。经临床和实验研究结果表明，该项工作已取得初步成果。研究工作是扎实的，结果实事求是、令人信服，具有突破性意义，应予肯定。

二、从目前对"扶正荡邪合剂"的研究资料可以证明，经低温冷冻加工的鲜动物药制剂能较好地保留其有效生物活性，明显优于传统的中药干制品。实验证明用于临床是安全的，无不良反应。

三、临床运用鲜动物药制剂治疗肿瘤等疑难病症，符合中医药传统理论，也与现代医学采用增强机体免疫功能治疗该类疾病的理论相吻合，可以认为它是在继承祖国医药学理论的基础上，运用现代科学方法研究中药，使之有所发展、有所创新、有所突破的一次尝试。

与会专家、学者对已进行的工作和取得的成绩给予充分的肯定和较高的评价，一致认为此项科研工作有必要进一步开展深入细致的研究，并对下一步工作提出许多宝贵的建议。

一、对低温冷冻加工处理及制剂工艺应通过实验积累更多的资料，筛选出最佳的方法，确定保持生物活性的客观指标与数据。

二、鉴于现在使用的合剂剂型在常温条件下难以保存，容易变质，亟须改进，应设法研制出质量稳定、便于保存、口感良好、服用方便、疗效显著的新剂型。拟定工艺规程、质量标准和检测项目与方法，并进一步扩大临床及实验研究，获取可比性强的数据资料。

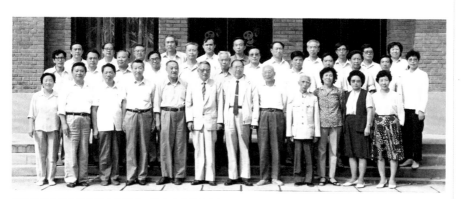

鲜动物药临床成果论证会合影（二排右五为李建生）

三、严格按照国家卫生部《新药审批管理办法》中的有关要求，整理各项资料，争取报批以尽快进入Ⅱ期临床研究，以期取得更大成果。创出新药，造福人民，获得更好的社会效益。

1990年9月28日，《中国中医药报》在头版位置报道了鲜动物药问世的消息，在北京引起轰动。之后，首都一些官方媒体纷纷刊出了李建生和他的鲜动物药研究成果的报道。

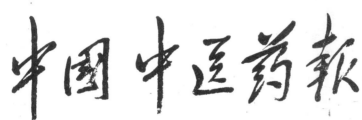

中 国 中 医 药 报

ZHONG GUO   ZHONG YI YAO   BAO

国家中医药管理局主办   1990年9月28日   星期五   庚午年八月初十   总第128期   代号1——140

突破传统工艺   抓住创新苗头

鲜动物药临床科研成果论证会在京召开

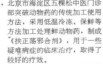

本报讯 本报记者从1990年9月11日在北京召开的鲜动物药临床科研成果论证会上获悉，北京市海淀区五棵松中医门诊部突破动物药的传统加工使用方法，采用低温冷冻、保鲜等方法加工处理鲜动物药，制成《扶正荡邪合剂》，用于一些疑难病症的临床治疗，取得了较好的疗效。

植物药鲜用可以提高疗效早已为医药界所公认，而动物药鲜用的研究至今尚未系统的进行。鲜动物药中存在着大量的活性物质，这些活性物质与药物疗效关系极大。由于历史条件的限制，我国动物药传统的制作工艺以烘干为主，高温烘干可使大量的活性物质失活，导致药效下降。经低温冷冻、保鲜等方法加工制成的《扶正荡邪合剂》经过北京市卫生局临床药学研究所、清华大学生物工程技术系、中国中医研究院基础所等单位的生化、药理、毒理等项实验研究，发现该药保持了所用鲜动物药的天然生物活性，具有分子量小、易于吸收、奏效迅速、疗效比传统干制品高、使用安全等特性。据测定，该药的微量元素、活性物质、八种必需氨基酸的含量均高于干品。临床上，曾应用该药治疗了癌症、系统性红斑狼疮、天疱疮、免疫功能低下等症300余例，疗效肯定。

与会专家对此次成果予以了充分的肯定与较高的评价。认为采用鲜动物药治疗疑难病症，符合临床实际需要，疗效肯定，既继承了中医中药传统理论，又符合现代生化、药理要求，具有一定的临床实用价值，应该进一步严格按照卫生部《新药审批管理办法》尽快进入下一步的临床实验研究。　　(赵莉)

《中国中医药报》1990年9月28日首先报道了鲜动物药"扶正荡邪合剂"研制成功

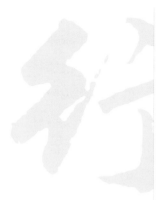

不怕行家，怕不行家

李建生住在海淀区大有庄，离颐和园比较近。那个时候对出入园管得比较松，所以他经常进到颐和园去爬佛香阁，爬累了，就坐在石头台阶儿上看会儿书。每次坐下，他都能发现有一些草从石头缝里钻出来。这些草生命力特别顽强，被行人踩了，它弯下腰；人走了，它再起来。这样往复，仍然坚韧！

李建生喜欢这种草。

有段时间，中国的个别企业为了降低成本，采取了一些不正当手段，搞了一些假冒伪劣产品。这时候，也有人盯上了李建生的鲜动物药，不做科学调查，不做科学分析，便想当然地说此药是"假药"，用该药治疗患者是"瞎胡闹"。

恰逢一名报社的记者在门诊部采访，听了李建生对此事的反应后，对门诊部工作人员、来治病的患者、来会诊的一些大医院的教授、专家进行了采访，用鲜活的事实写了一篇文章——《不怕行家，怕不行家》，主要赞扬了李建生在传承中医药文化中做出的突出贡献，以及顽强拼搏、精益求精的科学精神，肯定了鲜动物药的科学性、有效性和安全性，以及门诊部经营的合法性，对不实事求是、不懂装懂、外行领导内行、乱扣帽子、乱打棍子的不良遗风进行了批评。

　　20世纪90年代初的一天下午，五棵松中医门诊部来了10多个人，正在门诊部给患者看病的李建生马上迎上去，才知道是北京市的一个联合调研组，在当时的北京市卫生局医改处负责人的陪同下，调研"民办医疗"情况。因为是现场调研，他们亲眼见到了李建生所办门诊部的情况。诊病的医生大部分是聘请的北京大医院的知名专家、教授；使用的鲜动物药都是北京市卫生部门批准和生产的；门诊部的患者爆满，各项流程规范，秩序井然，医生与患者关系融洽……看到这里，考察者心情已经很愉快。他们又听了李建生对门诊部和鲜动物药研究的整体情况的汇报，看了鲜动物药治疗患者的有关数据，又看到中华中医药学会、中国癌症基金会多次会议充分肯定鲜动物药的会议纪要，看到媒体对鲜动物药的研究取得成绩的报道，脸上都露出了笑容，临走时握着李建生的手，对他给予充分的肯定和赞扬。李建生也欣慰地笑了！

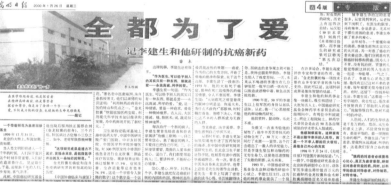

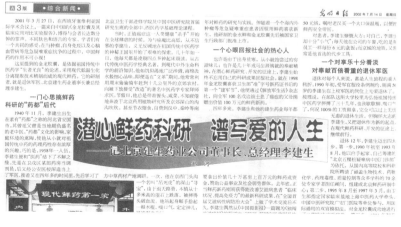

1993年2月2日《光明日报》报道《开先河者自风流》（上）
2000年1月26日《光明日报》报道《全都为了爱》（中）
2002年7月14日《光明日报》报道《潜心鲜药科研 谱写爱的人生》（下）

第五章

春天的故事

1992年年初，新一轮改革开放的春天来临。

经当时的北京市卫生局批准的鲜动物药"扶正荡邪合剂"临床实验后，很快取得了喜人的效果，但它是"医疗机构院内制剂"，且在剂型上还不便于服用、储藏。在此之前，中华中医药学会组织召开的"鲜动物药'扶正荡邪合剂'临床科研阶段性成果论证会"上，许多与会专家鉴于"扶正荡邪合剂"各项试验的正向结果，都劝李建生不能满足于鲜动物药"医疗机构院内制剂"，而是应该向当时的国家卫生部申请新药，让鲜动物药走向全国，走向世界！但当时，李建生还有些顾虑，创新药，需要进一步研究胶囊剂型，需要解决提取、浓缩、含量及保护高活性工艺等问题，更重要的是，鲜动物药是历史上从没有过的，申请新药需要的技术、设备，他目前根本达不到。但李建生学习了新的改革开放精神，坚定了申请新药的决心，他要进一步解放思想，更好地、更大胆地运用现代思维方式来思考祖国的传统医学，根据现代科学理论和技术来指导鲜动物药临床应用！

李建生要将"扶正荡邪合剂"改为胶囊剂型，向国家卫生部申请新药！

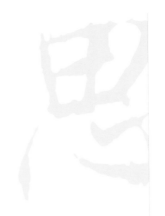

思路与准备

　　李建生认为，中医药要发展，就要与现代科学技术相结合。

　　"生者尤良"是几千年来临床实践的经验总结，用现代科学的观点来说，"生者尤良"就是要在药材的采集、运输、加工等过程中最大限度地保持生物的活性，合理地使用有效成分。在科学飞速发展的今天，鲜药不能再局限或满足于物理形态上的"鲜"，而要将其与现代高科技相结合，寻求其分子形态上的"鲜"，将"鲜用""生用"概念纳入现代科学轨道。

　　根据以上思路，李建生进行了科学实践。他根据中医学整体观、动态平衡观、扶正荡邪治则、"生者尤良"等学术观点，按照现代科学的分子生态学、生物修饰、免疫调节及细胞因子等理论，改进动物药的加工方法，以鲜动物药整体为原料，依靠现代科学制药中的低温处理保鲜及生化技术加工制剂，包括药物的分离提取、样品制备、药理筛选、安全性评价、药品质量控制、稳定性实验等，让古老的中药涉及药物学、生物学、药剂学……

李建生深知研发现代鲜动物药涉及多学科，是一个庞大的系统工程，靠他单枪匹马肯定是不行的，于是他便去找那些无私支持他、帮助他的老师、医生、学者、专家、教授。

为了论证并确定鲜动物药组方，他登门求教了中医界老前辈王绵之、谢海洲、朱良春、金世元等，得到了他们的充分肯定，他们认为该配方"药少力专，配伍得当"；为了最大限度地提取和保留鲜动物药的活性成分，他登门请教了中国医学科学院基础医学研究所刘士廉教授；还向清华大学鲍世铨、曾耀辉两位教授请教了蚓激酶的有关问题；向他们请教了低温冷冻现代化分离提取制备问题；之后与中国医学科学院韩锐、肖培根、刘士廉教授，中国中医研究院李连达教授，北京临床药学研究所郝仙娣教授共同对制剂进行了毒理学、药理学研究；临床医学专家陈可冀、袁兆庄、时振声、张志新、余桂清、李岩、孙桂芝、王金万教授等利用大量的病例和数据证明了制剂在治疗恶性肿瘤、系统性红斑狼疮等疑难杂症方面的明显疗效；向刘士廉教授请教了胸腺素的有关问题……

李建生把众多的科学家请出来的时候，也把科研机构利用起来，把科研设备开发出来。

超滤和反超滤是现代鲜动物药制作技术的重要工序。李建生内部团队在制作过程中遇到许多难题，靠自己的力量难以解决，他便寻求其他科研机构的协助，终于研究出分离技术。清华大学生命科学院是向现代生物科学领域进军的先锋，这里有我国最先进的仪器设备和著名的生物物理、生物化学、生物分子学专家。李建生与这里的专家密切合作，进行了鲜动物药的质量控制、定性分析和定量测定研究。同时，李建生还与中国医学科学院基础研究所、肿瘤研究所合作，进行了该药临床前药理学（抗肿瘤转移）的实验研究等。

大型冷冻干燥机是现代鲜动物药生产的核心设备，20世纪80—90年代，这样的设备基本上是靠从国外进口，价格比较贵，当时作为退伍军人的李建生根本买不起，也没有进口这种设备的资质，为此他急得团团转，茶不思、饭不想。后来，清华大学生命科学院的专家推荐李建生找浙江大学试试，能否自己制作，李建生很快找到了浙江大学的冷冻技术专家，将自己的难处说了一遍，问他们是否可以帮助研制。专家听说李建生研发鲜动物药的故事后，被他的精神所感动，愉快地答应下来。浙江大学经过努力，硬是制造出了大型冷冻干燥机，解了李建生的燃眉之急！

李建生为申请新药做好了准备。

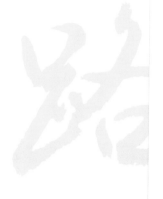

申请新药之路

　　1985年7月1日，中华人民共和国成立以来的第一部《中华人民共和国药品管理法》正式施行，这标志着我国药政管理工作进入了法治化阶段。而李建生申请的鲜动物药是首创，新法与新药，是时代前进的标志。

　　申报新药需要21项材料，涉及组方、药理、药效、毒理、质控、临床研究等，这对来自基层的医生李建生来说，是一个巨大的挑战！好在他周围有各学科、各领域的专家、教授，他一个专家一个专家地问，一项内容一项内容地请教，经过了上百次的修改，21项申报材料全部按国家卫生部药政局（现国家药品监督管理局）的有关要求完成。

　　1992年10月，经过了各方面周密的准备之后，李建生将新药"扶正荡邪胶囊"全部申请材料，以北京市海淀区五棵松中医门诊部的名义，报给了当时的北京市卫生局。

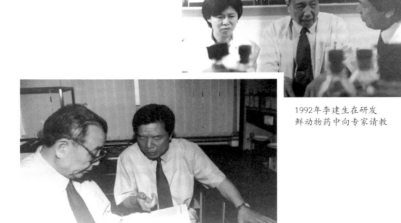

1992年李建生在研发
鲜动物药中向专家请教

1992年李建生在研发鲜动物药中向专家请教

由此李建生深吸一口气，激动地踏上了新药申请之路。

北京市卫生局经过审核，于1992年12月向当时的国家卫生部上报了"扶正荡邪胶囊"临床实验申请（后来根据国家卫生部的意见，药名修改为"金龙胶囊"）。

在国家卫生部对新药材料进行审核期间，鲜动物药的科研工作没有停止，而是为了科研更加深入，同时为了配合新药评审，李建生协同中国癌症基金会做了两件大事。

第一件事，中国癌症基金会于1993年8月28日成立了中国癌症基金会北京鲜动物药研制中心，并召开了成立大会暨鲜动物药治疗疑难病学术研讨会。会议由中国癌症基金会主办。应邀出席这次会议的领导、专家、教授有李敏敏、秦德兴、孙燕、周际昌、余瑶琴、刘士廉、韩锐、辛育龄、张代钊、余桂清、孙桂芝、庄国康、李惠治、颜正华、张志礼、高益民、郭普远、杨光、舒锦荣、陈德昌、徐英、贾培旗、张伟、赵义銮、王志、蒋仪、赵南明、鲍世铨、曾耀辉、郑金水。

　　会议宣布中国癌症基金会北京鲜动物药研制中心正式成立，由李建生任该中心主任。会议确定北京鲜动物药研制中心的工作宗旨：采用祖国医药宝藏，继承、发展、创新，为中药鲜用开拓新途径，研究新方法，研制新制剂，为人类健康做出积极贡献。

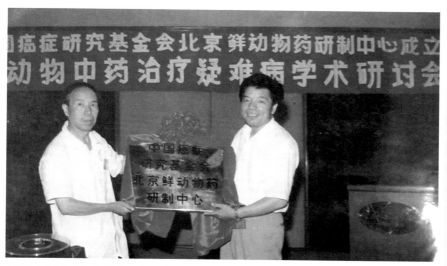

中国癌症基金会北京鲜动物药研制中心成立

　　李建生在会上提出，以往的5年，在多位专家支持帮助和科研单位协作下，以鲜动物药"扶正荡邪合剂"治疗癌症、红斑狼疮、天疱疮、硬皮病、再生障碍性贫血等疑难病40 000人次，总有效率为86%以上，进行了一系列科学实验研究，取得了大量科学数据，阐明了其具有肯定的增强免疫功能和抑瘤抗癌作用，证实其安全有效。

原武警总医院院长刘国忠作了学术报告，他说：5年来，以鲜动物药"扶正荡邪合剂"为主治疗恶性肿瘤86例，临床观察总结有效率为81.56%。他列举了一个乳腺癌术后转移的典型病例，经服用"扶正荡邪合剂"后临床症状基本消失，CT、B超、血象、生化复查证实有明显疗效。报告还认为它是一种治疗癌症安全有效的药物，能不同程度地减轻临床症状，改善患者生活质量，延长生存期，在配合放疗、化疗中能减轻副反应，可控制放疗、化疗所致白细胞、血红蛋白降低及肝肾功能损害。对危重不能进食的患者，通过鼻饲或保留灌肠投药也可有良好效果。

会上印发了五棵松中医门诊部以"扶正荡邪合剂"为主治疗晚期肿瘤有关情况的报告。

原北京胸部肿瘤研究所肿瘤放疗科主任郑玉琰报告，用"扶正荡邪合剂"为主治疗原发性肝癌45例，临床观察总结癌灶缩小总有效率为89%，曾做动物实验表明服用"扶正荡邪合剂"能明显延长接种艾氏腹水癌、肝腹水癌的存活时间，具有明显抑癌作用。并举一典型病例：原发性肝癌3.0cm×3.0cm，以"扶正荡邪合剂"为主配合化疗和中药汤剂治疗3个月，病灶缩小了一半，再经半年追踪CT复查已无明显病灶。

中国医学科学院基础医学研究所教授王树惠作了"扶正荡邪合剂"对原发性肝癌患者NK（Natural Killer Cell，自然杀伤细胞）活性的研究报告指出，近年来研究一些疾病的发生发展和转归，都与NK密切相关，NK活性多作为反应机体细胞免疫功能的一项重要指标。为了解服用"扶正荡邪合剂"治疗肝癌的疗效，对服药前后患者NK活性进行了测定。正常人NK活性19.33±7.36%（10∶1），33.86±9.77%（20∶1）；但患原发性肝癌后NK活性下降，6.13±2.36%（10∶1），14.99±2.58%（20∶1）。

从一位肝癌患者服用"扶正荡邪合剂"前后测定，服药前NK活性2.6%（10∶1），13.6%（20∶1）。服药后1个月NK活性升高16.64%（10∶1），28.73%（20∶1）。服药后2个月14.76%（10∶1），30.3%（20∶1），检测结果表明，"扶正荡邪合剂"对原发性肝癌患者确具有提高NK活性之功效。

山东省济南市原邮电医院医师徐米利报告：应用"扶正荡邪合剂"与化疗治疗晚期肿瘤13例，结果证实具有明显抑瘤效果，能提高机体细胞、体液的免疫功能和增强细胞吞噬功能，可减少放、化疗副反应；还表明放、化疗并用"扶正荡邪合剂"比单用放、化疗疗效高两倍，对控制和缩小原发癌病灶有较好效果。

北京市临床药学研究所原主任郝仙娣报告："扶正荡邪合剂"做动物急性及3个月长期毒性实验结果未发现急性及长毒反应，证明长期服用是安全的。

清华大学生命科学院教授曾耀辉报告，"扶正荡邪合剂"实验结果表明：①紫外全波长扫描210～300nm可见中、小分子及肽类物质，分子筛测定主要成分的分子量范围在700～25 000单位，小于1万的为90%。②氨基酸分析测定含有19种游离氨基酸，包括人体必需的8种氨基酸成分。③酶活力测定，含蛋白水解酶、淀粉酶、脂肪酶、精氨酸酶的活性。④等离子光谱测定，含有钾、钠、钙、镁、铁、锰、铝、铬、铜、磷、锌等微量元素，不含镉、钼及有害的汞、锑、铋等元素。⑤含有B族维生素及维生素A。

经低温处理新工艺制备的鲜动物药与传统加热旧方法制备的动物药实验比较有很大差异。新法制备的"扶正荡邪合剂"总氨基酸含量1145.88mg/100ml；而旧法者仅为777.66mg/100ml。游离氨基酸新法者为783.51mg/100ml，旧法者仅为292.18mg/100ml。新法者含有精氨酸酯酶活力，而旧法者未检出（已因加热被破坏）……

以E-玫瑰花结法测定免疫活性，表明"扶正荡邪合剂"对T细胞有生物活性，具有明显提高机体免疫功能作用。

北京市临床药学研究所、中国中医研究院西苑医院基础室分别报告，动物实验表明"扶正荡邪合剂"对S180有明显抑制作用，抑癌率为36.8%，对W256抑瘤率为39.1%。北京东风制药厂药研所原所长郑金水等报告，鲜动物药经低温冷冻干燥制备的"扶正荡邪"工艺是可行的、成熟的，质量是稳定的。

第二件事，为进一步提高鲜动物药研究与应用水平，中国癌症基金会于1993年成立了中国癌症基金会鲜药学术委员会。这个委员会有委员50名，其中有2名为中国科学院院士，有2名为中国工程院院士。李建生任第一届副主任委员，第二届常务副主任委员，第三届主任委员，第四届终身主任委员。

鲜药学术委员会吸收了相关鲜药领域、癌症防治战线各方面的专家，该组织的成立，将鲜药事业的发展推向了一个新的高度。在鲜药学术委员会发展的不同时间段，委员都奉献了其个人的智慧和技能，在鲜药抗癌、鲜药保鲜技术、质量标准、成分研究、药理药效研究、机制研究等方面取得了新的成果。随着现代科学技术手段的发展，鲜药的研究也进入新的时期，在分子生物学、细胞生物学等研究手段的基础上，又引入了基因组学、蛋白质组学、生物信息学、系统生物学、网络药理学等先进方法，更加深入地解释了鲜药复杂的药效成分和多环节的作用机制，给现代鲜药的开发和研究注入新思想、新血液，委员勇敢地面对新的挑战，并不断登上新的高度。

李建生申请新药的材料是1992年12月报到国家卫生部的，到了1993年9月，国家卫生部给五棵松中医门诊部发来通知，要求补充鲜动物药

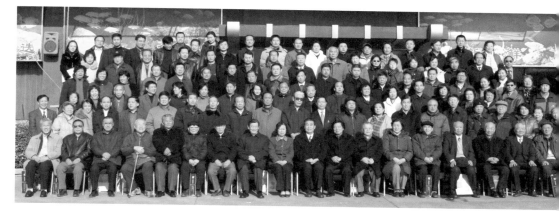

2005年中国癌症基金会第二届鲜药学术委员会合影（一排右八为李建生）

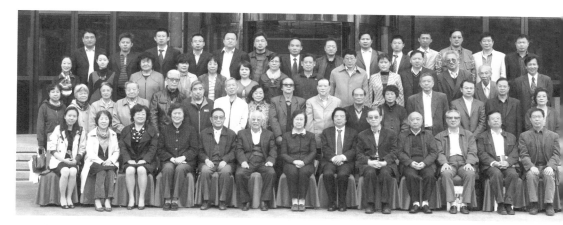

2011年中国癌症基金会第三届鲜药学术委员会合影（一排右六为李建生）

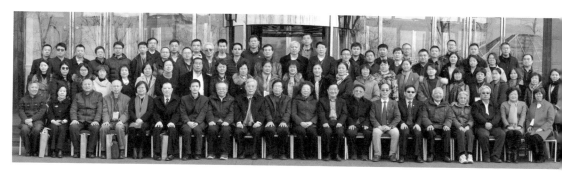

2018年中国癌症基金会第四届鲜药学术委员会合影（一排左十为李建生）

相关资料。

此时，随着科研越来越深入，动物药原料需求越来越多，成本越来越高，李建生已经出现资金短缺的情况，但他没吭声，悄悄找朋友借钱，咬牙坚持着……

1994年2月，李建生按照国家卫生部要求，认真准备好了补充材料，并代表五棵松中医门诊部，在卫生部组织的"金龙胶囊"答辩会上，又详细地汇报了五棵松中医门诊部近几年鲜动物药的临床应用情况，汇报了"金龙胶囊"临床、药理、毒理等最新数据。

然而，1994年3月，国家药品监督管理局又发来补充申报资料的通知，要求"金龙胶囊"在药理和临床等方面继续研究论证，此后再次上报。

几次反复，李建生给予充分的理解，他向他的团队解释说："鲜动物药制剂的研究是中药制剂史上的一个创新，一个新鲜事物从认识到理解是一个漫长的过程，特别是鲜动物药既涉及中医经典理论，又涉及现代细胞分子生物学，更涉及近20年兴起的现代免疫学，慎重对待，反复论证，是为了尊重科学、尊重生命，是对科研者负责，更是对患者负责。"

在这种情况下，考虑新药审批还需要一个过程，李建生先把已经准备了一段时间的"金水鲜胶囊"作为保健药品提交申请，上报了当时的北京市卫生局。

正在这个时间，1994年9月，世界卫生组织在北京召开"第三届国际传统药物学大会"，李建生不仅受邀参加了这个较高学术权威的会议，还在大会上宣读了他研究鲜动物药的论文，大会还特意为他召开了卫星会议，来自40多个国家的医学专家，听取了他关于"鲜动物药在治疗癌症、艾滋病等疑难病症方面有明显提高免疫力作用"的论文，对他的鲜动物药制剂表现出了浓厚的兴趣。从那个时候起，服用"金龙胶囊"的不仅有东南亚国家和地区的患者，还有德国、日本、美国等国家的患者。美国加州中医师公会徐济红先生特别致函，诚邀李建生去洛杉矶讲学。

与此同时，李建生按照国家卫生部通知要求准备了材料，并带着材料先到各个评审专家的办公室，详细地进行了汇报，认真听取每个专家的意见，再根据专家的意见对有关材料进行修改之后，才把材料报上去。

从1992年12月到1994年12月，两年时间里，李建生和他的五棵松中医门诊部为补充新药材料数据，又做了许多次实验。

经过无数次的实验与改进，"金龙胶囊"（扶正荡邪胶囊）的各项研究结果获得了权威科研机构的认可。清华大学生命科学院研究证明，"金龙胶囊"含有大量原生态小分子活性物质，含有多种活性酶、活性肽和核苷酸，其中，氨基酸19种，包括水解氨基酸18种；人体必需的8种氨基酸含量是运用传统工艺制备的对照品干药的9倍，对人体有益微量元素是传统工艺的2倍。这份研究报告指出，"金龙胶囊"采用温和条件，未经任何强酸强碱及加热处理，较好地保留了原动物药材天然的生物活性成分，分子量在1万以下的小分子物质占98%以上。这些小分子物质均为生命活动所必需，且易被机体吸收。

清华大学生命科学院的研究，证实了李建生所研制的"金龙胶囊"，能够阻断肿瘤细胞的有丝分裂，抑制新生血管形成，从而抑制肿瘤的发生发展。

1994年12月14日，国家卫生部批准对"金龙胶囊"开展临床实验。经过8个月的协调准备，于1995年8月，国家卫生部安排上海中医药大学作为临床研究负责单位，中国中医研究院广安门医院、中国医学科学院肿瘤医院、中日友好医院为临床研究实验单位，用国际通用的双盲模拟法，对300例原发性中晚期肝癌患者进行"金龙胶囊"Ⅱ期临床疗效试验。

1996年4月，文号为"京卫健字（1996）第0128号"的"金水鲜胶囊"获得北京市卫生局批准。

而1997年3月，一个激动人心的消息从南方传来：

> 由上海中医药大学负责，多家医院对300例原发性中晚期肝癌患者进行"金龙胶囊"Ⅱ期临床试验完毕，其结果证明："金龙胶囊"对癌症缓解率为17.5%，症状改善率为74.5%，生存质量有效率为75%，总有效率为74.5%，与对照组有明显的临床统计意义。治疗观察中，未发现对骨髓、肝、肾、免疫功能损害与其他不良反应。

这么好的结果让李建生欢欣鼓舞，他的恩师谢海洲、朱良春等也都非常激动！

“金龙胶囊”出世

对李建生来讲，1998年4月16日是他人生的高光时刻。那天，国家卫生部正式为“金龙胶囊”核发了编号为（98）卫药证字Z-067号的新药证书及生产批件，这是我国历史上官方批准的第一个鲜动物药制剂。

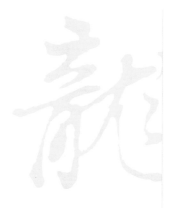

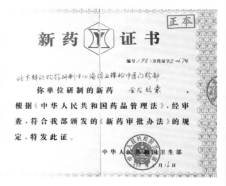

“金龙胶囊”新药证书

李建生拿着新药证书，泪流满面……从梦想到实现，李建生用了整整20年！

1998年5月28日，中国癌症基金会组织在北京召开北京五棵松中医门诊部取得新药证书后的首次“鲜动物药科研成果汇报会”，全国100多

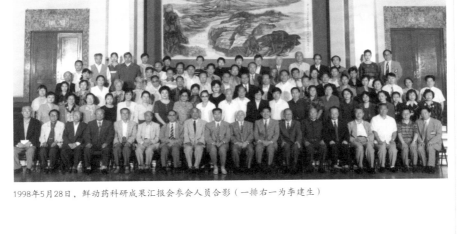

1998年5月28日，鲜动药科研成果汇报会参会人员合影（一排右一为李建生）

名医药界专家、教授参加了会议。

朱良春教授、谢海洲教授都在会上进行讲话，他们认为，李建生的鲜动物药研究是我国新药研发的创新、突破，为我国中医药的继承和发展做出了突出贡献！

李建生在会上也讲了话，他激动地说："鲜动物药事业的拓展，一系列科研成果的取得，离不开各领域各方面的专家的参与、关爱和支持，鲜动物药浸透着专家的辛勤劳动的汗水，鲜动物药是各位老师、专家教授集体智慧的结晶！"

随后，基于临床观察及实验数据的科研文章陆续发表。中国医学科学院研究员高进的实验报告，肯定了"金龙胶囊"抑制癌细胞转移的作用，在转移率和转移程度方面，"金龙胶囊"均有明显的抑制效果。

北京市临床医学研究所郝仙娣所写报告——《"金龙胶囊"临床前药理毒理学研究》得出结论："金龙胶囊"可明显增强正常机体及荷瘤动物的免疫功能，显示明显的抑制肿瘤生长的作用，并能减轻化疗的毒性反应。

由上海中医药大学附属曙光医院张丽英，中国中医研究院广安门医院孙桂芝、林洪生，中日友好医院李佩文、张代钊，中国医学科学院肿瘤医院马育红联合署名的一份报告——《"金龙胶囊"治疗中晚期原发性肝癌临床研究》表明，"金龙胶囊"治疗原发性肝癌可使患者症状得到缓解、改善生存质量，提高生存期，延长免疫力，且无副作用。

北京医科大学第三医院姜学义署名的报告——《"扶正荡邪合剂"（金龙胶囊）治疗自身免疫疾病临床研究》，肯定了该药对自身免疫疾病的扶正作用，并认为该药填补了免疫抑制剂的不足之处。

《中国肿瘤临床与康复》杂志1998年第五期为"金龙胶囊"出版增刊，发表了多篇关于"金龙胶囊"的研究和临床实验报告，确认"金龙胶囊"是有扶正荡邪、破瘀散结等功效，对肝、肺等多种肿瘤及自身免疫病有治疗效果。

专家、教授表示，这项研究成果是"遵古不泥古，创新不离宗"，是传统医学开出的又一朵灿烂的鲜花。

有人说，从动物药到鲜动物药，从古代干动物药的煮汤剂到烘干研末冲服，从李建生开始鲜动物药绞取汁，到鲜动物药小分子全成分提取，这是药物历史发展的脉络，也是时代前进的步伐！

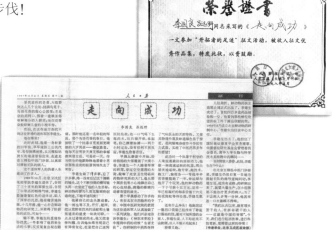

《人民日报》1997年11月21日发表的李建生研发鲜动物药的文章《走向成功》，被该报收入优秀作品集

什么是鲜动物药

　　鲜动物药是根据中医药的整体观、动态平衡观、扶正荡邪治则和中药"生者尤良"的学术观点，结合分子生物学、免疫学、细胞因子学等现代科学理论研制的。它选用鲜活动物为原料，采用低温冷冻现代生化分离提取制药新工艺，使鲜药的各种有效成分完全释放出来，最大限度地保留了天然药物的生物活性成分，又不失中药方剂的配伍原则，遵循"尊古不泥古，发扬不离宗"规范化标准，保证了其稳定的生产质量和安全有效。

　　看一个药是不是鲜药或者鲜药制剂，并不是指它的物理形状保鲜，而是指鲜药取材鲜活动物，即有生命的物体。最重要的一点，是看它是否含有和保持了动物药在新鲜状态下，所含有的多种化学成分和所具有的特殊药物作用。

　　李建生所研制的鲜动物药"金龙胶囊"和"金水鲜胶囊"是将鲜活

动物去毒、去内脏，并在新鲜状态下将有效成分充分提取。制药工艺全部在低温条件下进行，经破碎、研磨到超细水平，经冻融处理，使动物的细胞膜破裂，细胞内浆液中的各种有效成分充分释放出来，然后再通过分子大小进行物理分离提取。鲜动物药98%为小分子物质，不经强酸、强碱、高温及有机溶剂处理，最大限度地保持其生物活性，真正达到动物保鲜的目的。

所以我们得到的鲜动物药，是一种净化过的，比较纯的有效成分。从分子生态学的观点来看，鲜动物药能够最好地保持新鲜动物生命体内的生物活性成分，以及它在原始状态下的天然配比和分子结构。这些小分子物质有很高的活性，极易被人体吸收和代谢，与传统的中药加工制剂相比，鲜药的有效活性成分是它们的几倍或几十倍。其中动物的活性成分在各种生物中居首位，并且动物跟人类的生物环境是最相近的，因此人们称动物药是"血肉有情之品"。

应该说动植物鲜药"金龙胶囊"和"金水鲜胶囊"在工艺方面与国外同类产品相比毫不逊色。它依靠现代先进的科学技术，严格遵循各项标准所研制出的能够保持鲜药的特有成分及功效，质量稳定可控，并且具有现代剂型特点的新型中药制剂。

鲜动物药与传统中药有着不同本质的理论基础。李建生指出，人和动物均是真核细胞生物，细胞是构成人体基本的结构和功能单位。人类是细胞有效集结的最高体现。众多形态相似功能相近的细胞由细胞间质组合成的细胞群体叫作组织；不同的组织结合起来构成器官；器官组织结构特点与功能相适应，而为能够完成一种或几种生理功能而组成的多个器官的总和叫系统，如口腔、咽、食管、胃、肠、消化腺等组成消化系统，鼻、咽、喉、气管、支气管、肺组成呼吸系统。整个人体可分为8个系统：运动系统、循环系统、呼吸系统、消化系统、泌尿系统、生殖系统、神经系统和内分泌系统。人体就是这样由许多器官和系统共同组成的完整的统一体，任何一个器官都不能脱离整体而生存。人体各个系统能够密切配合、协调活动，是由于神经和体液的调节作用，特别是神经的调节作用。小小的细胞虽然只能在显微镜下看得清，但它却是人体生命活动的中心。

细胞是一种物理性实体。与原子和分子比较，细胞是大得多复杂得多的单位，是有一定边界、内部进行着恒定化学活动的和能量运转的小天地。比细胞小的物质单位不存在生命所具备的增殖、突变以及对刺激反应的能力。

在低温的环境下，我们可以把细胞打碎，用离心方法分离其中有效成分进行提取。这些成分可以在一定时间和条件下继续进行它们的许多活动，诸如消耗氧气、酵解糖分，甚至形成新的分子，这些活动不能组成生命，但它所具有的生物化学特定结构，可保持特有的功能。

功能的表现取决于蛋白质的结构，蛋白质在一级结构的基础上可以形成二级、三级或四级结构。不同的蛋白质有不同的空间结构。每一种蛋白质特有的生物学功能，是由它们特定的空间构象所决定的。

鲜动物药的特点：

一、多成分。科学实验明确了其生物活性物质组分，含有活性蛋白、活性肽、活性酶、核苷酸、多糖、人参皂苷、虫草酸、虫草素等多种影响生命活动的基础物质。

二、高活性。较好地保持了天然生命分子的构型，保证了生命分子的生理功能，显示出了良好的构效关系。

三、高含量。生物活性物质的提取与保留，新制药工艺比传统制药工艺要高出数倍甚至数十倍。

四、小分子。蛋白质分子量在10 000以下的物质占98%以上，小分子物质易于人体吸收和组织细胞利用，从而更好地发挥药效。

　　五、天然配比。保持了生命分子与生命分子之间的天然配比关系，维护了生命分子网络，使之对人体进行更有效的整合调节，调整疾病状态下人体内的分子网络紊乱。

　　多成分、高活性、高含量、小分子、天然配比的生物活性物质，通过整体生命分子网络调节维护机体内环境的动态平衡。鲜动物药多通道、多靶点、多环节、多层次的作用机制，杀灭癌细胞，保护正常细胞，抑制肿瘤生长；防止肿瘤复发转移；配合放、化疗减毒增效；改善临床症状，提高生活质量，延长癌症患者生存期。

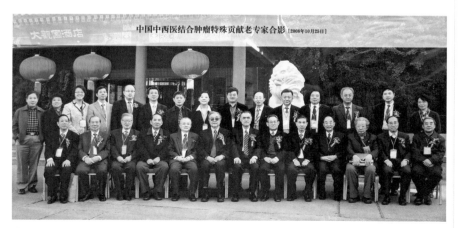

特殊贡献老专家合影（二排右四为李建生）

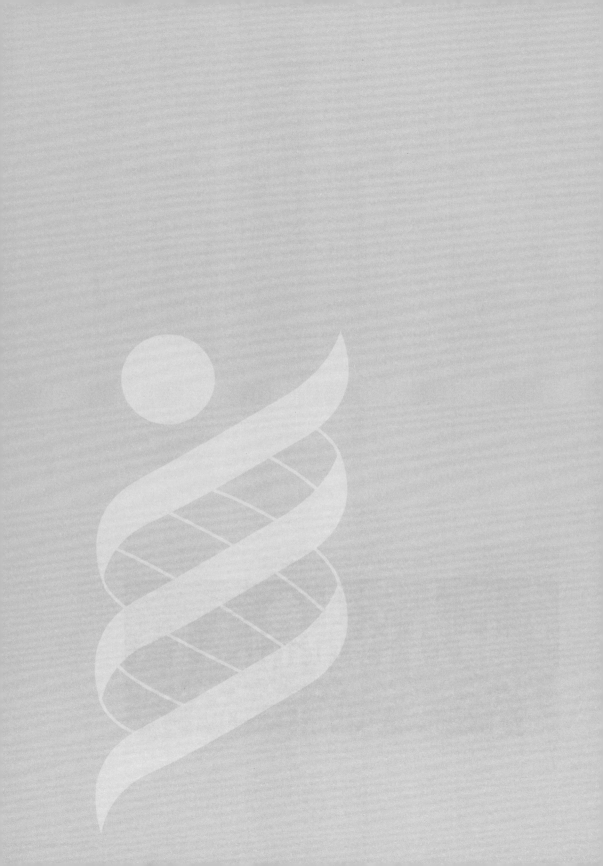

第六章

以"名"为"名"

    1998年5月4日，李建生正式创办了北京建生药业有限公司（简称建生药业），将"低温冷冻现代生化分离提取"专利技术用于实际的药品生产中，让科技成果落地转化，走向产业化。

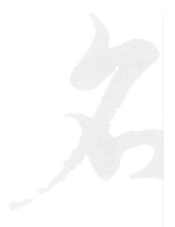

用名声担保

　　李建生当了一辈子的医生，如今要面临稳定生产和市场销售问题，对他来说，确实是一个大难题。好在他有两大特点：一是学新东西快，对新事物接受快；二是军人出身，不怕困难和挫折。他在繁忙的工作中抽出时间，学习企业管理，学习市场营销，"走出去"，找知名企业家请教，"请进来"，找有经验的企业家指导自己。

　　他忙得不亦乐乎，浑身有使不完的劲儿。他边学习，边根据公司特点建章立制。

　　李建生用他的名字命名企业名称，是因为他知道，药品企业要有责任和担当。从这个意义上说，产品就是人品。他说："我敢用自己的名字，就敢于对我的一言一行负责，同时用我的名字作公司名称，更是时刻提醒自己，像珍惜自己的名声一样珍惜公司的名声，像珍惜自己的生命一样珍惜患者的生命。做人不掺假，做事不掺假，做药不掺假！"

建生药业还有一层含义，就是用好药建设人类最宝贵的生命！

公司的核心价值观，就是他这么多年一直坚持的：永远真诚科学的爱。李建生说："永远，是一种爱的精神，是一种爱的承诺；真诚，是真心、热心；科学，是提升医疗技术，做安全有效的现代鲜动物药。"

李建生围绕这个核心价值观，亲自为建生药业设计了标识。他解释，标识上面一个实心圆，代表蛋白质；下面是两个双螺旋结构的循环梯，代表核苷酸。蛋白质是生命的物质基础，是人体一切细胞组织的重要成分，是构成细胞的基本有机物，是生命活动的主要承担者。而核苷酸是核糖核酸及脱氧核糖核酸的基本组成单位。核苷酸随着核酸分布于生物体内各器官、组织、细胞的核及胞质中，并作为核酸的组成成分参与生物的遗传、发育、生长等基本生命活动。建生药业用这两个元素作标识，说明我们是生命和健康的守护者！

开始，公司确实遇到了不少挫折和困难，特别是面对原材料价格上涨，成本增加时，公司甚至快到了倾家荡产的边缘，但李建生挺住了！他说："不管出现什么困难，都不能用偷工减料、弄虚作假来挽救企业。把'永远真诚科学的爱'献给患者，是我们做人、做事、做药的基本准则。"因此，李建生围绕公司的核心价值观，在公司内部进行"永远真诚科学的爱"的教育。

这是公司员工在"诚信与营销关系"及"员工素质与企业发展关系"讨论中的发言题目：

彭革西：诚信是我做好销售工作的根本

李桂霞：以诚信为基础　努力做好销售工作

杨振刚：感悟"诚信"与"素质"

王胜峰：查找问题要虚心，改进问题要细心

李玉敏：改进工作方法提升管理经验

下面是李建生在员工"永远真诚科学的爱"培训会上的讲话：

　　总结十几年的体会，建生药业发展过程中，始终贯彻一种思想，就是"永远真诚科学的爱"，我们是靠这句话发展起来的。什么是"永远真诚科学的爱"？首先是爱，我们是搞药的，药是一种特殊商品，是给患者用的，必须有一颗爱心，对患者同情的爱，将心比心的爱，博大的爱，只有这样，你才能真正为患者着想，研制销售对患者有益的药。但仅仅有这种爱心，还不够，我们还必须尊重科学，尊重客观规律，实事求是，研究药性，研究药理，以科学的态度对待患者，以科学的态度对待疾病，对待制药，对待市场，这是我们医药工作者对患者爱的特征，这就叫"科学的爱"，这也是我们建生药业的无形资产。

　　所谓"科学的爱"，是要把爱建立在客观物质基础上的，这就必须保证"金龙胶囊""金水鲜胶囊"的质量。建生药业发展到今天，建立了生产"金龙胶囊""金水鲜胶囊"及其系列产品的现代化生产线，有了自己的生产技术力量，这是不容易的，是经十几年的努力拼搏摸索出来的，是凭着"永远真诚科学的爱"建立起来的。今后还要继续加强完善这条生产线，加强科技人员培训，加大科研力度，使我们的产品质量不断提高，这也是我们建生药业的优势之一。我们要发挥这个优势，使我们的鲜药生产技术做得更精，开发做得更深，质量做得更好……

　　通过管理、培训，公司有了生机活力。在此基础上，公司按照"永远真诚科学的爱"核心价值观，也事事处处关心员工的个人生活。公司创立后，不少员工租房住，李建生的妻子吴改茹主动建议公司为拟购房的员工垫钱，为员工解决了大问题；公司还有一个规定，员工生病，在本门诊部治疗的，诊费药费按比例打折，公司还给每个员工上了意外保险等，对促进员工思想稳定起到积极作用。

李建生教育员工、培训员工、关心员工，对表现好的给予奖励。对个别影响公司形象的，败坏公司声誉的事情，李建生和公司决不迁就，坚决把苗头打下去。

1999年3月，有的销售人员见鲜动物药是市场上独有的，医院、患者都反映良好，便动起了歪心思，一段时间出现了乱吃回扣、截留货款、擅自夸卖高价、中饱私囊等问题。经公司调查，涉及10多个人，特别是涉及公司分管销售负责人。当问题暴露，李建生找他们谈话时，这个负责人居然带几个涉事人员大摇大摆来到公司，说："我们挣点钱怎么了？销售就是靠这个挣钱的，我们都走了，公司的销售马上垮，没了销售你们公司马上完蛋。""你们不要报警，否则我们就一起搞垮建生药业！"

军人出身的李建生说："没想到有人竟然这么贪婪和无耻！我不是被吓大的，我绝不屈服于任何的邪恶势力！更何况你们侮辱的是我钟爱的、用我的名声担保的鲜动物药！"

此事，公司对涉事员工进行了严厉批评！对一个违规情节严重的员工进行了起诉，按有关法律进行了处理；对其余违规员工进行了退赃和辞退处理。

再难，药品也不涨价

　　2000年年初，李建生要对销售队伍进行整顿，完善销售管理规章制度；要组织对鲜动物药的继续研究，要按规定的时间去五棵松中医门诊部出诊；还要去义诊、调研、进行捐赠活动等，他非常忙碌。考虑再三，他便让在国有银行总行工作的二女儿辞掉工作，来建生药业帮助自己。

　　二女儿刚到公司，就碰上了公司按国家要求在2004年7月1日前，必须进行GMP（Good Manufacturing Practice，良好生产规范）的验收。当时生产基地是在昌平租赁的一个制药车间，地方小，无法达到GMP认证要求。这时密云成立科技园，密云政府有关部门邀请建生药业入园扎根。二女儿认为去密云有利于建生药业的长远发展，但搬去密云按新要求进行GMP改造，需要巨大的资金支持。当时公司资金并不富余，还要做市场推广，再支撑新厂建设恐怕有一定难度了。二女儿说："不得不搬，否则到2004年7月前不能完成GMP认证就不能生产了。"

那资金呢？在这种情况下，有人给他们父女俩出主意，将鲜动物药第二个产品"金水鲜胶囊"全国招商，放代理，以尽快回笼资金，用来搬家建新厂。

李建生此前就多次强调，鲜动物药是一种基础治疗，是从"扶正固本"定义出发，也就是说推崇的乃是一种整体的治疗效果。就治疗癌症而言，药物中只有一部分用来抑制癌细胞的，其他的成分则是用来固本祛邪，提高自身抗病、修复能力，从而达到标本兼治的目的。他否定那种把鲜动物药作用夸大和神化的说法，他不能接受有欺骗患者的行为，哪怕不赚钱。

恰恰就在这个时候出现了问题。给"金水鲜胶囊"放代理不久，有的代理商利用其身份，未经公司同意，擅自在各地夸大药品功效，超范围使用"金水鲜胶囊"。在这种情况下，父女俩马上进行了制止，紧急取消了各地的销售代理，转为正常销售，宁可影响销售，也不赚昧良心的钱。

后来，二女儿和父亲想别的办法筹措资金，继续实施搬迁。在这个过程中，2003年抗击"非典"，使得新工厂一度无法开工，影响施工进度。在疫情稍稳定后，二女儿带领全厂职工加班加点，终于在2004年6月10日顺利完成了新厂建设，并通过了GMP认证。

2004年9月13日，"金龙胶囊"获当时中国劳动和社会保障部的批准，被收入《国家基本医疗保险和工伤保险药品目录》。"金龙胶囊"还被列为国家二级中药保护品种，获得证书。这也保证了"金龙胶囊"市场独特性，建立了其市场优势。

李建生在挫折中总结，在总结中提高，几年的努力，熟悉了市场，熟悉了管理，掌握了规律。再加上二女儿毕竟是从国有大银行出来的，有知识，有朝气，有闯劲，会管理，对他鼎力相助，使公司得以较快发展。公司在20多个省区设立了办事处，由十几人的小作坊发展成了300余员工的公司；每年秋季到次年3月中旬，能加工上百吨的鲜动物药冻干粉（鲜动物药半成品）；现代化的生产线确保了鲜动物药的生产质量。还在安国成立了安国建生食品科技开发有限公司和河北领鲜医药有限公司，再加上北京鲜动物药研制中心，还有北京五棵松中医门诊部、华钟高科医药（北京）有限公司，建生药业已成为集科研、生产、医疗、销售于一体，以研发和生产鲜动物药为特色的、产值达上亿元的高新技术企业。

目前，建生药业已有3个产品：国药准字号药品"金龙胶囊""金水鲜胶囊"、保健食品"鲜克胶囊"，产品覆盖全国300多家医院，使数以万计的患者受益。

二女儿2007年任公司常务副总经理，2012年1月任总经理。李建生任董事长。建生药业进入了新的发展阶段。

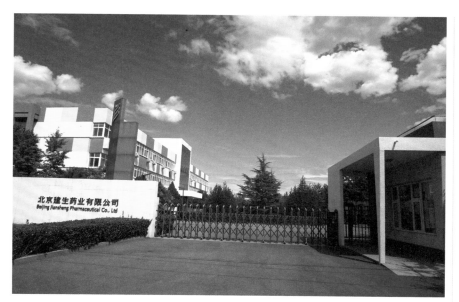

北京建生药业有限公司生产基地

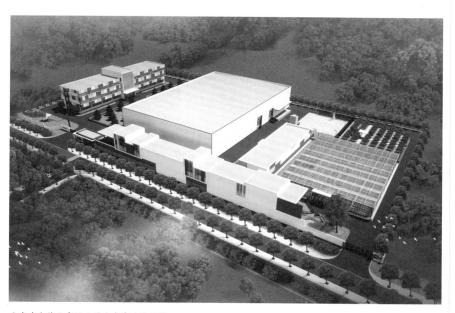

北京建生药业有限公司生产基地俯视图

第七章

"增强民族自信"

　　一个医生，怀着爱国热情，苦苦探索、呕心沥血20年，首创了鲜动物药"金龙胶囊""金水鲜胶囊"等。其间，朱良春、谢海洲、王绵之等100多名中医药专家、教授、院士，以强烈的民族责任感，参与李建生新药的科研，无私无畏地帮助他渡过一个个难关；中国医学科学院、清华大学生命科学院、中国中医研究院、北京市临床药学研究所、中日友好医院、中国癌症基金会、中华中医药学会等院校、医院和科研机构，为李建生的鲜动物药做了各种实验和科学论证；《人民日报》《光明日报》《科技日报》《中央电视台》等媒体纷纷报道了李建生研制的鲜动物药实现了历史性突破；当时的国家卫生部、国家知识产权局为李建生的鲜动物药核发了新药证书、专利证书……这对中医药的振兴发展，是一件多么有意义、多么可歌可泣的事情！然而，2009年，发生了一件不可思议的事情。

一篇过去的报道

2009年1月，某媒体发表了一篇报道——《假称能治癌症，建生药业还在忽悠》。因该报道失实，侵犯了建生药业的名誉权，2009年4月，建生药业将其告上法庭。

法庭于2009年8月14日判决：某媒体在公开发表的文章中涉及原告的主要内容与事实不符，且在缺乏充分确凿的证据的情况下，对本案建生药业特别是五棵松中医门诊部作出不恰当的负面评价，使建生药业名誉受到损害，已构成侵犯建生药业的名誉权……

某媒体不服判决，向上一级法院提起诉讼，上一级法院合议庭审理了本案，驳回上诉，维持原判。

北京建生药业、五棵松中医门诊部认为该文章有以下违背事实之处：①文章歪曲事实，诬蔑北京建生药业有限公司生产的鲜中药制剂"金龙胶囊""金水鲜胶囊"不能治疗癌症，误导了社会公众。文章描述了一个脑瘤患者在北京五棵松门诊部看病的经历，编造该患者使用北京建生药业有限公司生产的鲜药后不但没有治好病，还有恶化的趋势，最后得出"鲜药不能治疗脑瘤或者其他肿瘤疾病"的结论，并称"金龙胶囊"说明中根本没有涉及癌症治疗字样，"金水鲜胶囊"属于保健品等。上述内容向公众传达了错误的信息，是对北京建生药业有限公司生产的药品疗效进行恶意诽谤。②文章编造北京建生药业有限公司通过北京五棵松中医门诊部进行药品虚假宣传的谎言，贬低了北京建生药业有限公司及其产品的声誉。文章称公司通过旗下的门诊部大肆宣传生产的"鲜药"能治癌症，在不见患者不看病历的情况下，大剂量开药，其产品说明书上却未见抑制肿瘤和治疗癌症字样，这家中医门诊部是北京建生药业旗下的一家门诊部，也是公司董事长兼总经理李建生发迹的地方。③文章张冠李戴，把其他医药销售公司的违法行为，强加在北京建生药业有限公司身上，严重损害了北京建生药业有限公司的名誉。文章称通过调查发现，这是家劣迹斑斑的企业，几年前就开始在一些大中型城市医院门口散发小广告，另有资料显示，这家公司经常被有关部门查处，仅在2005年，建生药业生产的"金水鲜胶囊"因违法在大众媒体发布广告而被多个省市药监部门查处，一年累计查处次数达49次。上述内容未经调查核实，张冠李戴，把社会上其他医药销售公司的违法行为强加到北京建生药业有限公司头上，损害了北京建生药业有限公司的名誉。

事实真相是，北京建生药业有限公司是一家生产现代鲜药的高新技术企业，是拥有自主知识产权和符合国家GMP标准要求的现代化药品生产企业，主要产品"金龙胶囊""金水鲜胶囊"是经国家批准的用于治疗癌症的鲜动物药制剂，手续齐全，质量合格，疗效经过临床验证。北京建生药业有限公司从未委托北京五棵松中医门诊部进行药品宣传，也没有在大众媒体刊登过虚假广告，更没有散发过小广告。

某媒体发表的文章分三个部分，第一部分标题为"吃鲜药治癌症？"记述了北京市大兴区一农民荣留先（化名）自发现其妻子患有脑瘤之后，为妻子四处求医，选择治疗方案，最后经亲属介绍来到北京五棵松中医门诊部，服用北京建生药业有限公司生产的"鲜药"治疗的过程。文中提道："医生听完老荣介绍妻子病情后，开出了600多元中药，自此后，不到4个月的时间老荣来这里拿了11次药，让他奇怪的是，以后再来，医生也不问病情发展的程度，每次开的药都出奇的一样。老荣告诉记者，这些药物大部分是散装的，这里的医生管它叫作'鲜药水'，现场加工比较费时，他每次来这里都要等上两三个小时。老荣表示，拿了这么长时间的药，他最大的感触就是，这家门诊下药特别'狠'。这里的医生还一再强调这种药物无毒副作用，另外医生一再向他强调，只要他妻子坚持吃药，就会康复。鲜药果真有效吗？最近老荣带着妻子又去正规医院检查了一次，肿瘤不但没有被治好，而且还有恶化的趋势。"

文章第二部分标题为"小门诊大牌子"，描述了北京五棵松中医门诊部的内外情况及记者假扮患者亲属来询问拿药的过程。文中提道："据了解，这家中医门诊部是北京建生药业旗下的一家门诊部，也是公司董事长兼总经理李建生发迹的地方……采访中记者了解到，这家门诊部卖出的药物中，除了'鲜药水'和各种中药外，医生向患者推荐最多的就是一种叫作'金龙胶囊'的中成药，医生声称这种药能治疗各种中晚期癌症。"

文章第三部分标题为"屡错屡不改"，文中提道："记者通过调查发现，'金龙胶囊'的批文是药品批文，它的主要功能是，破瘀散结，解郁通络，根本没有涉及癌症治疗字样。金水鲜和鲜克胶囊属于保健品，主要是缓解体力疲劳、增强免疫力。'扶正荡邪合剂'则是一种内部制剂。在这家公司生产的药品和保健品的说明书中，记者未见到抑制肿瘤和治疗癌症字样，更没有看到像他们宣传的那样，能够单独治疗多种中晚期癌症。记者通过调查还发现，这是家劣迹斑斑的企业。几年前，这家企业就开始在武汉、杭州、福州、嘉兴等大中型城市医院的门口散发小广告，一份份类似于报纸的印刷品传单把'金水鲜'吹得神乎其神……发放直接针对患者，严重扰乱了医院正常秩序，也干扰了患者治疗，好多医院和患者深受其害。全国各地先后有多家媒体对这些违法事件进行了报道。另据资料显示，这家公司经常被有关部门查处，仅在2005年，国家药监局公布的第1～4期违法广告通报显示，建生药业生产的'金水鲜胶囊'因违法在大众媒体发布广告，而分别被海南、河北、湖北、上海、安徽、陕西及兰州等省、市药监部门查处，一年内累计被查处的次数高达49次。"上述文章在某媒体主办的某新闻网上同期发布，并被多次转载。

某媒体称，文章的撰写依据是记者的实地采访和收集的各种背景资料，其中关于"金龙胶囊"和"金水鲜胶囊"不能治疗癌症的依据是两种药在药监局的批文上没说有治疗癌症的功效，关于北京建生药业有限公司与北京五棵松中医门诊部的关系，是其根据两家企业的股东及业内人士的信息而得出的结论，关于北京建生药业有限公司在药品销售过程中的违法行为，依据的是各地药监局官方网站上发布的信息。

北京建生药业有限公司为证明其"金龙胶囊"和"金水鲜胶囊"是合法生产的可用于治疗癌症的药品，提交了如下证据：①上海中医药大学临床药理基地"金龙胶囊"Ⅱ期临床研究总结，该药对血瘀郁结为主证的原发性肝癌是安全有效的治疗药，总的有效率为74.5%。②"金龙胶囊"新药证书（1998年4月16日颁发）及中药保护品种证书（二级中药保护品种，保护期自2003年3月20日至2010年3月20日）。③发明专利证书、专利说明书（发明名称为一种治疗癌症的中成药及其制备方法，专利权人李建生）、"金龙胶囊"获北京市科学技术进步奖三等奖获奖证书。④《国家基本药物制剂品种目录（2000年）》，其中第14页第六十三项"癌症"下第（一）项"通用治癌药物"中，编号723："金龙胶囊"。《国家基本医疗保险和工伤保险药品目录（2004年版）》第126页，3肿瘤用药，3.1抗肿瘤药，乙类609号"金龙胶囊"。⑤"金龙胶囊"经批准的说明书，明确写道，功能主治：破瘀散结，解郁通络。用于原发性肝癌血瘀郁结证，症见右肋下积块，胸肋疼痛，神疲乏力，腹胀，纳差等。药品批准文号：国药准字Z10980041。⑥《"金龙胶囊"上市后Ⅳ期临床试验2660例总结》，载于《中国肿瘤临床年鉴》，作者中国中医研究院广安门医院李杰，总结了15个省市30余家医院使用"金龙胶囊"治疗肺癌、肝癌、胃癌、肠癌、卵巢癌等十余种癌症的治疗效果。⑦关于"金龙胶囊"临床疗效的部分学术文章目录。⑧由中国中医研究院广安门医院、北京中医医院、中日友好医院参加的"金水鲜胶囊"临床试验研究总结，表示"金水鲜胶囊"合并化疗应用可以明显减轻化疗毒性，改善患者症状，无明显毒副作用，适用肺癌化疗患者。⑨经批准的"金水鲜胶囊"说明书，明确写道，功能主治：益气养阴，补肺益肾。适用于气阴两虚、肺肾不足所致的倦怠乏力，面色㿠白，口干口渴，自汗盗汗，纳差食少，腰膝酸软，咳嗽气短，胸闷胸痛等症状。也可用于肺癌患者及化疗的合并用药。药品批准文号：国药准字B20020662。⑩北京市科学技术委员会、北京市发展和改革委员会等2009年2月发布的《关于发布北京市第二批自主创新产品的通知》，包括"金龙胶囊"和"金水鲜胶囊"。"金龙胶囊"和"金水鲜胶囊"的药品注册证，发证时间分别为2002年7月10日和2002年10月29日。"金龙胶囊"和"金水鲜胶囊"的国家药品标准颁布件。

原审法院庭审中，某媒体文章中提及的脑瘤患者配偶荣某某（文中化名荣留先）及其兄出庭作证。

二人称，荣某某的配偶果某某患脑瘤后，因手术风险大，家人打算放弃手术治疗，其兄想起十多年前其单位书记的孩子得癌症在五棵松中医门诊部治疗，效果很好，便推荐果某某也来这里找李建生大夫治疗。自2008年8月19日起果某某一直在五棵松门诊部治疗，每半个月去一次，主要是药物治疗，服用"扶正荡邪合剂"并配合汤药，汤药每次都有些变化，看病期间从没有人说过保证治好。现在患者有明显好转，精神不错，能正常生活并能干点活，文章中说去大医院复查有恶化的趋势是编造的，当时还没有去复查，后来在2009年2月复查肿瘤控制住了，没有发展，打算继续在五棵松门诊部治疗下去。荣某某还称，有一天其独自在门诊部等待拿药，一个自称是大兴的，家里也有患者的人来与其聊天，询问用药的效果，还问其如何来到门诊部治疗的。春节后家人看到了某媒体刊登的文章，文中很多话并非其所说，文章让家人感到压力和不满。荣某某还陈述了用药的费用情况。北京建生药业有限公司提交了果某某的病历及其与家属的照片予以佐证患者的实际情况。某媒体称其为获得真实情况采用暗访的方式进行采访，证人所述的用药费用与文章中内容一致，而且证人因家属还在北京五棵松中医门诊部治疗，与北京建生药业有限公司有一定利害关系，且因报道对其产生影响故对某媒体有情绪。关于病历，某媒体认为是北京建生药业有限公司事后制作的，关于照片，某媒体认为照片中的人物及拍摄时间均不详，不能说明问题。

某媒体为证明北京建生药业有限公司存在违法宣传、违法发布广告的情况，提交如下证据：①从北京五棵松中医门诊部取得的《现代鲜药肿瘤篇》小册子及"金龙胶囊"的宣传册。②网上下载的国家食品药品监督管理局（现国家市场监督管理总局）发布2004年第五期、第六期、2005年第一期、第四期、第五期、第六期违法药品广告公告汇总，其中北京建生药业有限公司生产的"金水鲜胶囊"被通报五次以上，部分公告中标明广告发布者为北京建生药业有限公司，违法原因为禁止在大众媒介发布广告。③网上下载的天津市食品药品监督管理局（现天津市市场监督管理委员会）《关于发布2006年第三期违法药品广告公告的通告》，北京建生药业有限公司生产的"金水鲜胶囊"被通报。④网上下载的2004年7月8日《北京日报》报道违法药品广告被曝光，其中包括北京建生药业有限公司生产的药品。⑤网上下载的东北新闻网2007年1月5日报道黑龙江食品药品监督管理局（现黑龙江省市场监督管理局）通报2006年下半年违法发布药品广告的情况，其中北京建生药业有限公司生产的"金水鲜胶囊"因违反禁止在大众媒体上发布广告的规定而被通报。⑥网上下载的江西省工商局（现江西省市场监督管理局）发布的2005年虚假违法广告案例，其中有北京建生药业有限公司发布的金水鲜药品广告。⑦网上下载的2006年12月20日《信息时报》文章《保健品当抗癌药"金水鲜胶囊"骗遍全国》。⑧《肿瘤信息通报》2006年2月第18期。

北京建生药业有限公司称《现代鲜药肿瘤篇》已于封面注明系内部资料，不用于对外宣传，且该资料内容真实；"金龙胶囊"宣传册是早年制作的，曾放在门诊部展示，从未对外发放，现已停止展示，且资料内容真实；《肿瘤信息通报》并非北京建生药业有限公司制作，但其中内容真实。北京建生药业有限公司认为网上下载的药监局关于违法广告的公告，因系网上下载故无法确认真实性，且仅凭公告不能证明是北京建生药业有限公司发布了违法广告，北京建生药业有限公司从未委托媒体发布广告，也未收到过行政处罚决定书。据了解，一些销售公司为获取利益在媒体上发布违法广告或盗用北京建生药业有限公司名义发布广告，北京建生药业有限公司已对销售公司采取了措施，这类问题得到了纠正。关于网上下载的《信息时报》的文章《保健品当抗癌"金水鲜胶囊"骗遍全国》，北京建生药业有限公司对下载内容真实性不认可，且网络发表文章的门槛很低，随意性很强，不能作为定案依据，另该文章也涉嫌侵权，北京建生药业有限公司保留追究其法律责任的权利。

......

法院认为，新闻报道必须遵循客观真实的原则，刊登文章的内容，应当反映客观事实并以此为依据作出恰当的评价。本案根据庭审调查，某媒体刊发的引发争议的文章中，其中关于脑瘤患者就医经过、用药及对就医后效果的描述，关于北京建生药业有限公司及其法定代表人和北京五棵松中医门诊部的关系，关于北京建生药业有限公司生产的"金龙胶囊"和"金水鲜胶囊"两种药品说明中均没有涉及癌症治疗的字样及"金水鲜胶囊"是保健品，关于药品宣传及广告问题等，上述涉及北京建生药业有限公司的主要内容与事实不符，且在缺乏充分确凿证据的情况下对北京建生药业有限公司作出不恰当的负面评价，使北京建生药业有限公司名誉受到损害，已构成侵犯北京建生药业有限公司名誉权……综上，原审法院所作判决正确，应予维持。

思考仍在继续

　　某媒体报道事件已通过法律程序进行了妥善处理，且已过去多年，但留给人们的思考却仍在继续。

　　中医药抗癌实际上已有数千年历史，只是古时并没有"癌症"这一提法，在没有西医的情况下，千百年来中医药抗癌已积累了丰富的经验，并延长了无数人的生命。

　　中医药防治肿瘤有着自身鲜明的特点和优势，中国中西医结合学会肿瘤专业委员会原副主任委员林洪生教授曾经介绍，我国对中医药防治肿瘤的作用机制研究已经证实，中药可通过多个环节起到抑瘤作用。包括：直接杀灭肿瘤细胞和抑制肿瘤生长；诱导肿瘤细胞分化或凋亡；抑制多药耐药性；抑制肿瘤新生血管；增强机体免疫功能等。从临床角度来看，中医药防治肿瘤与手术结合，可改善患者整体状况，减轻手术不良反应和并发症，为术后康复提供条件；与放、化疗结合，可起到增效减毒作用，减轻放疗、化疗引起的造血功能及免疫功能抑制、胃肠道反应、肝脾功能损害等；术后、放疗、化疗后坚持长期服用中药，可稳定病情，巩固疗效，减少复发和转移；对无法手术及放疗、化疗的肿瘤患者，中药治疗可改善症状、减轻病痛、延长带瘤生存时间；中药还可预防和治疗某些癌前病变。

与此同时，中药中的鲜动物药抗癌的优势也日益彰显。我国最早的药书《神农本草经》中就有"生者尤良"的记载，也就是说，由于鲜药有效活性成分保持得比干药好，疗效也就更好，临床上也已明确证明了这一结论。建生药业生产的"金龙胶囊""金水鲜胶囊"即是以鲜药经过先进的低温冷冻现代生化分离提取技术制成，经清华大学对这两种药进行"鲜用""干用"对比研究证实，游离氨基酸前者是后者的2.6倍、总氨基酸是1.5倍、多肽含量是4倍。而经用传统煎煮方法，某些药材中的精氨酸酯酶会全部失活。因此，建生药业研发的鲜动物药抗癌药"金龙胶囊"，被纳入"国家中药保护品种"，还被列入"国家基本药物目录"，多年来拯救和延长了许多患者的生命。

某媒体在报道中所说的"肿瘤不但没有治好，而且还有恶化的趋势"，指的是北京五棵松中医门诊部接诊的本市大兴区脑瘤患者果某某。事实是该患者到这个门诊部初诊时，头痛、头晕、乏力明显，癫痫发作频繁，有抽搐、左肩背不适、舌尖发麻、口角流涎、四肢活动不利、面色苍白等症状。门诊部对其用"扶正荡邪合剂"（鲜动物药"金龙胶囊"的前身）辅以汤药加减治疗，经过近1年时间的用药，临床症状改善非常明显。后来，患者癫痫发作次数减少，且症状轻微，头痛、头晕减轻，乏力不明显，面色红润。患者已由过去的生活不能自理到治疗后的不仅能自理，还能做轻微家务劳动；由过去的癫痫反复发作到后来的很少发作；CT检查结果亦显示其病灶相对稳定，没有再发展。患者所在村的乡亲都说这是个奇迹，已传为佳话。同时，中医药抗癌的一个突出优势还表现为减轻放、化疗的毒副反应，防止肿瘤并发症和继发症。该患者自接受北京五棵松中医门诊部治疗后，未出现任何并发症和继发症。近20多年来，经这个门诊部采用鲜中药辨证施治的数以万计的肿瘤等疑难重症患者，均有较好疗效，且未发现毒副反应。

在国内，"中医药能抗癌"的观念已为大多数人接受，有时也出现"名中医的号挂不上"以及"中医肿瘤病房住不进去"等现象。近些年，在国内争论不断的情况下，"中医药热"却在国外连年升温，中医药已传至160多个国家和地区，对中药抗癌的研究也越来越热，步步加深。随着中医药在国外群众基础的不断夯实，越来越多的外国人邀请中医药专家为他们治疗癌症。

由于中药所具有的毒副作用较小、提高免疫功能、对不能手术及对放化疗的患者治疗有效等突出特点，越来越广地为民众所接受。

在美国，也已经有一些美国西医学习中医后开设了中医诊所，以中西医结合的方式研究和治疗肿瘤，并取得了较单纯西医治疗好得多的疗效，从而赢得了美国一些肿瘤患者的青睐。这些"洋郎中"对中医热情高涨，与国内中医学术界的交流合作也日渐紧密。

这些事实充分说明了中医药抗癌的科学性、可靠性、优越性以及巨大潜力，也说明了我国独有的中医药学的伟大。

中国癌症基金会原理事长李保荣教授说过一句发自肺腑的话："我们要给鲜动物药定个位置，我们做了一个祖国自己的抗癌药，是不容易的，我们现在没有几个治疗癌症的药品，我们要珍惜它、爱护它、推广它，让它为癌症康复做贡献！"

李建生强调，传统中医药学是我国历史文化中的瑰宝。它作为中国传统文化的重要组成部分，其独特的理论体系和治疗方法体现了中华民族的智慧和创造力。在抗癌领域，中医药的应用不仅彰显了中医药自身的价值，也体现了中华民族的文化自信！作为中华儿女，应为我们的祖先创造了中医药学、中国拥有中医药学这一伟大宝库感到骄傲、自豪。

2015年12月18日，习近平总书记在致中国中医科学院成立60周年的贺信中指出：当前，中医药振兴发展迎来天时、地利、人和的大好时机，希望广大中医药工作者增强民族自信，勇攀医学高峰，深入发掘中医药宝库中的精华，充分发挥中医药的独特优势，推进中医药现代化，推动中医药走向世界，切实把中医药这一祖先留给我们的宝贵财富继承好、发展好、利用好，在建设健康中国、实现中国梦的伟大征程中谱写新的篇章。

李建生表示，我们一定不辜负习近平总书记对我们中医药工作者的期望，增强民族自信，勇攀医学高峰，让中医药走向世界，为中华民族的伟大复兴贡献力量！

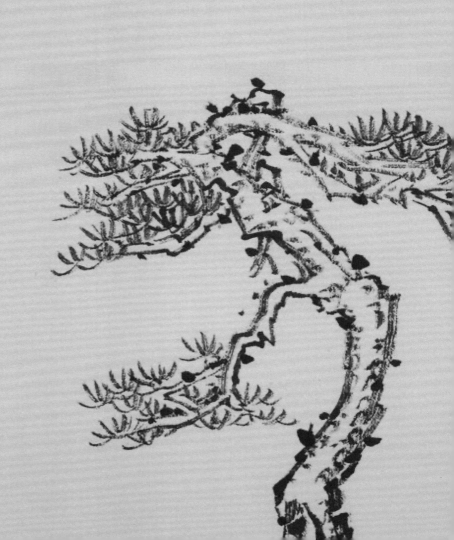

第八章

家国情怀

　　家国情怀是一种深植于中华民族血脉中的情感和精神追求，它涵盖了个人对家庭、国家、民族的深厚情感与担当。当年李建生的父亲抗日救国经历了九死一生，在他幼小的心灵里留下了深刻的"血的记忆"；32年部队的哺育，让他对"爱国家，爱人民"有了更深刻的认识，也使他对国家的忠诚、对民族文化的传承、对患者的爱成为自觉。

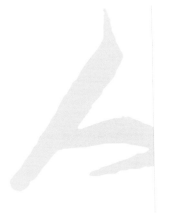

"病人首先是人，其次才是病"

李建生说："我喜欢医生这个职业，我喜欢别人叫我'李医生''李大夫'，而不是'董事长'。"

2024年4月13日，春光明媚，李建生上午8:30准时来到五棵松中医门诊部出门诊。他已80多岁了，仍然按时出诊，出诊前仍然是梳好头发，整理好服装，精神饱满地出现在门诊部。见患者仍然是那样笑脸相迎，和蔼可亲。李建生行医近半个世纪，诊治患者十几万人次，最大的特点是对患者充满爱心。他认为，病人首先是人，其次才是病，不能把他们仅看作疾病的载体。

在诊治时，李建生有三个原则。

第一，医生要尊重患者。多年来，李建生每诊一个患者，都是一边把脉一边与其聊天谈家常，慈爱的眼神，和蔼的话语，细致的诊断，给人以温暖；他耐心倾听患者说语，从不打断，与其建立充分信任尊重的关系。他说这些对患者虽无直接的医疗作用，但医生的态度通过体温传给患者、医生的热情通过语言传给患者的时候，患者得到了他最需要的安慰和信心，无疑有助于疾病的诊疗。李建生还像古希腊希波克拉底提倡的那样，通过观察患者的症状、体征和病程来诊断疾病，常问患者一些看似与治病无关的问题，比如，家里几口人？爱生气吗？你做什么工作的呀？上班紧张吗？平时爱吃什么呀？爱吃甜还是爱吃酸？咳嗽吗？平时几点睡觉？打呼噜吗？做梦吗？起夜吗？爱发脾气吗……以此来判断这些问题对患者的影响。

第二，患者亲属要照顾病人。李建生行医半个世纪，见多了儿女照顾生病的父母，父母照顾生病的儿女，夫妻在有病时互相照顾的情形，他们对亲人不嫌弃、不舍弃，当面劝解患者，背着患者流泪的故事让李建生感动不已。而还有少数患者亲属不但照顾不好、不会照顾，还在"久病床前"给脸色，嫌弃甚至训斥病人。

一个患者情绪的优劣、心态的好坏，与家庭亲属、社会等外部环境的影响密切相关，我们的每一个亲属、朋友都应积极地为患者创造充满爱心、关心、贴心的治疗小环境，既让患者从精神上获得亲情、友情的温暖，让其"有信心""有希望"；又要为患者治疗提供必要的物质保证，这是治病救人不可缺少的，也是社会道德不可缺少的。

第三，患者自己不要被病吓倒。李建生说有病并不可怕，可怕的是患者对病症的过度恐惧。特别是癌症患者，谈癌色变，精神崩溃，有的患者不是病死的，而是被吓死的。人得病之后，必然会产生一种颓废情绪，感到忧虑、感到恐惧，时间一长，导致机体功能下降，这肯定不利于治疗。所以，患者自己要摆脱人类群体意识中的绝症效应的影响，使心灵得到解放。心灵的抚慰，有时比药物作用更重要。医生、护士、亲属朋友都有缓解患者这种压力、情绪的责任，积极引导患者，让他们保持豁达心态，努力调动自身的潜能，使人与生俱来的自愈能力得到最大限度的发挥。

讲三个李建生与患者的故事。

一、医生尊重、关心患者的故事

2000年1月26日，《光明日报》刊登的《全都为了爱》的文章中，讲述了李建生带鲜花出诊的细节：

今天，李建生手捧鲜花为一个患者出诊。这个患者是无数个被他从死亡边缘拉回来的癌症患者中的一个。3个月前，这个患者被确诊为肺腺癌广泛骨转移，脊椎破坏严重，脊髓受损，四肢无力，病情迅速恶化，吃不进，排不出，险象环生。李建生用他研制的抗癌新药——"金龙胶囊"并辅以中药汤剂给予治疗。一周之后，奇迹出现了：患者腹胀等症状消失，吃饭和排泄恢复正常，精神好转，增强了同疾病抗争的信心。

李建生，一个带着鲜花为患者出诊的医生。一个不同凡响的医生。肺腺癌多发性骨转移是恶化程度很高的一种癌症。此前，在一家大型医院里，一位教授看着这个患者的检查结果，用外交官式的语言对她的家属说："我为现代医学还不能挽救她的生命而感到遗憾。"冰冷而彬彬有礼；在另外一家专科医院，也是一位教授告诉她的家属："这样的病例已经失去了治疗价值。"话说得坚决而不容置疑。

现在，李建生的医术为这个家庭带来希望。李建生的鲜花，让患者重新看到了美好的生命之光。

二、李建生为病人治"心病"的故事

2024年4月17日，80多岁的李建生与二女儿一起，去看望他的一个患者——87岁的霍东景。这个霍东景就是当年李建生在部队组织中药"四自"的时候认识的。

霍东景于2002年11月确诊为胃癌，同年12月进行胃部近端手术切除、胃/食道吻合术，病理为乳头状腺癌，术后没有放疗、化疗。患者呈现神疲乏力、精神不振、双目无神、面黄肌瘦及老态龙钟状。当时他非常恐惧，躲在被窝里不愿见人。后来他找到了李建生。李建生首先给他治"心病"，让他不要害怕、恐惧，以积极乐观的态度配合治疗，然后为其用鲜动物药和中医辨证治疗。1年多以后，霍东景与发病时相比判若两人，不仅面色红润、精神矍铄，而且四肢有力，体重由55千克增加到75千克，每天种植他心爱的中草药。如今20多年过去了，他仍然满面红光，身体倍棒。

二女儿开车到达时，霍东景老人早已站在路边迎接。穿一身蓝色西装，戴一顶草帽，看到车到后，手扶着草帽，跑步迎过来。他坐在副驾驶座上，为我们带路，指挥向左转、向右转、倒车，声音响亮，思路清晰，准确无误。他带李建生和二女儿看了药植所的千亩草药，又看了他作为社区志愿者种植的两亩地、100多个品种的"百草园"。到他家须爬三楼，他"咚咚"走上台阶如履平地。他的夫人今年已88岁了，与李建生也很熟，20多年来她对霍东景无微不至地照顾，这会儿边为李建生父女俩洗水果边说："我们家老霍多亏了李医生，吃了李医生20多年的药，发现李医生的药不但治病还保健！老霍比没病时候还强壮！"如往一样，李建生为霍东景号了脉，均正常……

三、儿子孝顺患病父亲的故事

1995年9月，中国台湾许先生85岁高龄的老父亲身患结肠癌，因肿瘤部位弥漫肿大，不能手术，这可急坏了在当地有名的大孝子许先生。

他四处求医问药，当得知北京李建生大夫研制的鲜动物药能治老父亲病的信息后，便心急火燎地辗转来北京找到李建生。李建生为他父亲开了汤药和"金龙胶囊"，后来患者结肠部位脓肿缩小，达到手术的要求后，做了切除手术。

许先生对老父亲无微不至地照顾，堪称大孝子，从中国台湾省到北京来回奔波，这种孝心对老父亲的身体恢复起到了关键作用。在中西医结合治疗下，许先生的父亲基本恢复健康，生活质量得到改善。许先生的孝心也感动了李建生，他们成为好朋友。

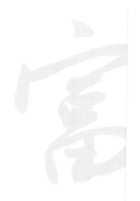

特别的"富有"

　　20世纪80年代初，李建生筚路蓝缕，砥砺前行，满怀信心探索鲜动物药的奥秘。他的一位多年的同事，半开玩笑地对他说："你不要折腾了，你不会有钱的。"

　　面对这样的冷言冷语，李建生笑笑说："我不但会有钱，我还会有很多钱。"

　　李建生这样回答，不是赌气，也不是争强好胜，而是源于他内心深处的那份坚定的信念！他认为，他所研究的鲜动物药，事关中医药的历史传承和发展，事关中华民族的生命与健康，有着巨大的发展潜力和独特的价值，于是他披星戴月、日夜追逐，勇往直前，百折不挠，终于突破历史，研究出了市场认可、社会赞誉的现代鲜动物药，实现了自己的预言！

　　然而，李建生"有钱了""富有了"，他的生活依然简朴。

李建生没有自己的专车。当年创业的时候，乘车都是"打的"，而且是打廉价"面的"。后来办医院、办门诊部，直到鲜动物药获得成功，他仍没有专车，外出都是乘坐二女儿开的车，二女儿是建生药业总经理，还兼他的司机。时至今日，他依然粗茶淡饭，烟酒不沾；他的办公室是20平方米的普通房间，而二女儿的办公室也就10多平方米；就在这本书的初稿交给公司文秘小司打印时，小司用的都是一面已用过的白纸；一天我在公司采访时，听到一阵"咣咣"的敲击声，我问这是什么声音？小司解释说："是公司的椅子坏了，我们找木匠来修一修……"

那么他的钱做什么了？他的"富有"在哪里呢？

——建设一流的制药基地。

2000年年初，李建生和二女儿在公司刚起步、资金还有限的情况下，精打细算，"把钱花在刀刃上"，在北京密云建起了一个现代化的鲜动物药生产基地，这个生产基地的保鲜、低温破壁、膜分离等都是世界一流的设备。

——建立建生专项基金。

2004年，李建生与中国癌症基金会共同建立了"建生专项基金"。

第一，"建生专项基金"大力支持多项科研合作项目，例如：①"金龙胶囊"联合经肝动脉化疗栓塞术（TACE）治疗原发性肝癌对乙肝病毒活动状态及肝功能影响的临床观察（首都医科大学附属北京地坛医院，负责人：陈京龙）；②"金龙胶囊"对胰腺癌BXPC-3细胞生长影响研究（中国中医研究院广安门医院，负责人：贺用和）；③金水鲜联合放疗改变肺肿瘤能量代谢及异常血管的机制研究（武汉大学人民医院，负责人：戈伟）；④金水鲜抗血管生成作用及对放疗敏感性影响的实验研究（武汉大学人民医院，负责人：戈伟）。2018年又建立了首届建生鲜药创研基金，用于鲜药科研项目，项目合作单位包括清华大学在内的8所科研院校、5所科研机构、2家民营企业及1家市级医院。

同时，还利用该基金资助了《中国肿瘤临床年鉴》《癌症进展》《远离癌症12条》等出版物的出版；资助《鲜药的研发与应用》《鲜药图谱》《鲜药用动物图谱》《中国动物药现代研究》等科普宣传资料的出版，承办并支持中国癌症基金会主办的肿瘤防治学术交流活动，如"2011年全国中医药结合肿瘤学科建设暨学术交流大会"等。

第二，用以针对癌症患者的义诊、赠药等活动。从1998年新药获证书开始，李建生多次随中国癌症基金会到上海、河北、山西、广西、广东、江苏、浙江、湖北等地进行义诊、医疗咨询及赠药。

现将2004年3月24日，《中国青年报》刊登的《北京鲜动物药研制中心在上海举行大型义诊活动》文章摘录如下：

> 3月19-21日，在2004年肿瘤宣传周即将来临之际，由中国癌症研究基金会发起，北京鲜动物药研制中心共同参与的大型义诊活动在上海进行。

> 北京鲜动物药研制中心主任李建生亲自带队，中心专家组为近千名肿瘤患者进行了义诊。活动受到了广大上海市民及肿瘤患者的一致欢迎。

> 多年来，中国癌症基金会、北京鲜动物药研制中心一直从事治疗肿瘤药物的开发和研制工作。与此同时，李建生为推进鲜动物药在肿瘤治疗方面的临床应用，经常利用休息时间开展义诊，为广大患者送医送药。仅去年一年时间，他和他的专家组就在上海、杭州、西安、福州、南昌等地成功举办了十几场大型的义诊活动，义诊人群多达2000人次。同时，李建生还带领专家组常年坚持远程义诊，为5000多名肿瘤患者进行了治疗

咨询。

　　谈癌色变，肿瘤已成为威胁人类健康的头号杀手。中国癌症研究基金会北京鲜动物药研制中心李建生经过十几年的努力，研制成的"金龙胶囊""金水鲜胶囊"在治疗肿瘤、增强人体免疫力方面有着良好的效果。

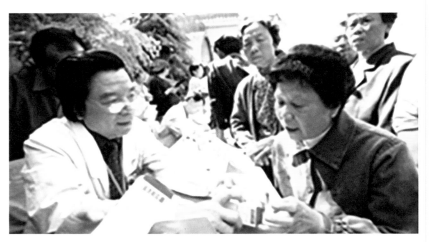

李建生在河北磁县参加义诊活动

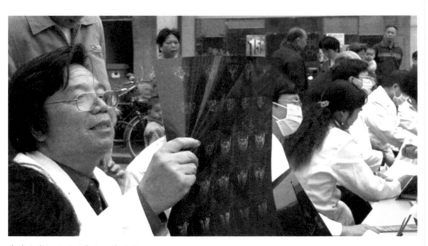

李建生在河南林州参加义诊活动

追寻天然

152

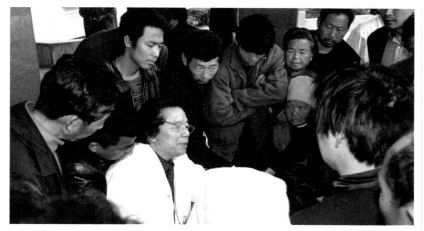

李建生在山西襄垣县参加义诊活动

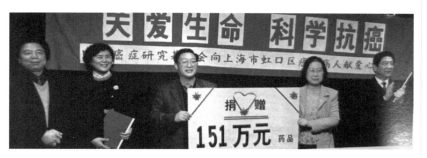

李建生向上海市虹口区癌症患者赠药

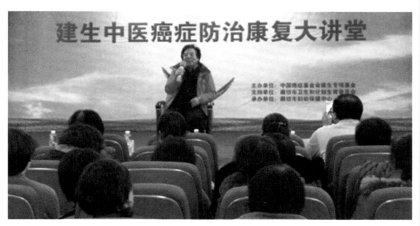

李建生在河北省廊坊妇幼保健中心进行癌症康复讲座

——支持公共卫生与健康宣传活动。

　　李建生热心参加有关公共卫生与健康的公益活动。为电视台举办的"2003《健康西部行》活动"赠药；为贫困患者赠药、减免贫困患者的部分药费等。获新药证书以来，仅赠药一项，价值已达数百万元。

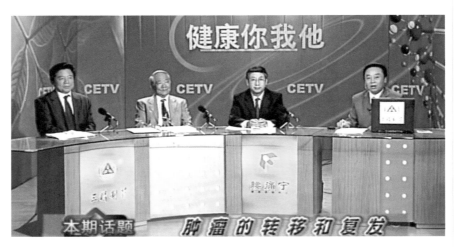

李建生参加电视台《健康你我他》栏目与观众交流

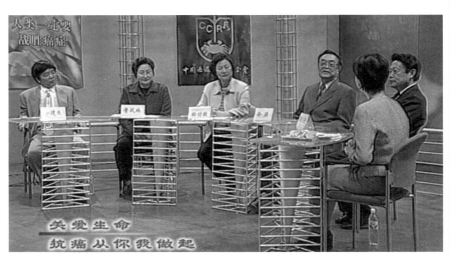

李建生参加电视台举办的抗癌知识交流活动

154

2003年，李建生借助电视台科教频道健康栏目《健康你我他》等媒体平台，与高益民、纪小龙教授等一起，就"肿瘤的复发与转移"等话题，向全国的观众讲解肿瘤是如何复发和转移的，提醒人们改变不良生活习惯，注重健康生活。

2003年8月底，北京电视台举办了"公共卫生与健康"知识竞赛，建生药业拥有唯一冠名权，成为"金水鲜健康知识竞赛"的赞助者。

分享李建生"爱心奉献"的三件事，这三件事是李建生许多"爱心故事"的代表。

第一件事：国粹唱响生命。

2006年4月15日，北京长安大戏院，一场京剧演出正在进行。演员表演精致细腻，声情并茂，铿锵有力，充满激情，以为是哪个京剧院的专业演出，一问才知道，这是中国癌症基金会建生专项基金主办的抗癌京剧演唱会，上台表演的是与癌症抗争多年的患者、为他们治疗的医务工作者、志愿者和京剧专业演员。李建生说："建生专项基金组织这样的活动，旨在鼓励癌症患者尊重生命、热爱生活，增强战胜疾病的信心！同时也宣传了癌症可防治，癌症患者要健康生活、快乐相伴的科学抗癌理念。"

李建生使用建生基金主办这项活动，从2006年开始到2024年，已进行了16届，2024年的演唱会刚进行完毕。在2007年的抗癌京剧演唱会上，北京大学临床肿瘤学院的魏淑敏、孙维玲教授分别演唱了《锁麟囊》《甘露寺》选段，通过悠扬的京剧旋律，向癌症患者传达了自珍自爱、蔑视疾病的积极生活态度。2010年的演出中，原预防医学科学院院长、著名营养学专家陈春明，北京大学临床肿瘤学院教授张联，全国肿瘤防治办公室、流行病学教授邹小农以及李建生等，共同解答了演员和观众对肿瘤防治有关问题的提问。为了普及抗癌健康知识，中国癌症基金会、北京建生药业有限公司还向到场的观众发放了《远离癌症12条》《肿瘤早诊早治科普宣传手册》等。

2023年的京剧演唱会主题为《国粹唱响生命》，上台表演的有81岁的患者，有北京抗癌乐园生命绿洲模特队，有梅花奖获得者，有京剧张派传人，有叶派小生名家……这场京剧演唱会进行了线上直播，线下观看演出的观众上千人，线上观众达30万人。这个国粹是京剧与中药的双国粹，将京剧之美、中医之魅，与抗癌精神相融汇，广大患者深受鼓舞。

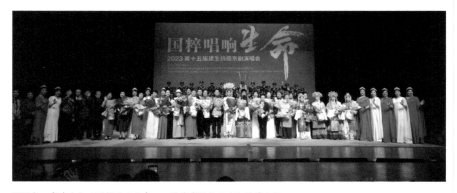

2023年，李建生与"国粹唱响生命——抗癌京剧演唱会"演员合影

第二件事：春雷春雨。

少年智则国智，少年富则国富，少年强则国强。家庭是否幸福，国家是否强大，民族是否昌盛，取决于下一代能否健康成长。我们春风化雨，少年涅槃重生，家庭幸福美好，国家和谐昌盛！

这是岳阳市春雷学校"建生百草园"里一块展板上的文字。建在"端午源头""龙舟故里"汨罗江畔的这所专门学校，创办于2004年2月，学校通过心理辅导、同步文化辅导、法制道德教育、感恩励志教育等对一些青少年进行感化和矫正。学校以"自强不息，明德笃行"为校训，以"博学严谨，春风化雨"为教风，以"感化一个学生，幸福一个家庭，和谐一个社会"为宗旨，共教育转化1万多名困惑青少年，在线上线下为家长提供了65万人次咨询。2015年10月，李建生听说这个学校的情况后，认为资助该学校意义重大，符合"永远真诚科学的爱"的理念，经北京协和医学院药用植物研究所教授彭勇的创意策划，捐资在校园修建了"建生百草园"，园里种了中草药，通过让孩子辨认中草药，了解中华中药瑰宝，激发其爱心和爱国热情。李建生还向该校建议，对孩子进行心理方面的干预。中国工程院院士肖培根为该园题写了"建生百草园"园名。园内绿树成荫，草药飘香，溪水环绕，一派生机。该学校一位领导认为，"建生百草园"将成为春雷学子励志求学，悟道成才的圣地，也将成为中医药文化进校园的典范。

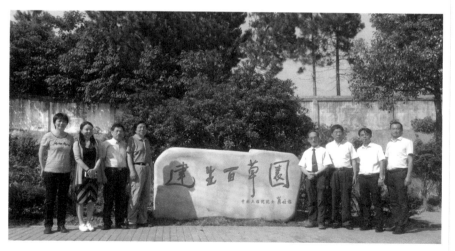

2019年，李建生（左四）在湖南省岳阳市春雷学校"建生百草园"

2019年李建生被聘为该校的名誉校长。

第三件事：救助子弟兵癌症患者父母。

1998年7月24日，《光明日报》刊登图片新闻报道："八一"前夕，中国癌症基金会北京鲜动物药研制中心主任、退休军医李建生将价值百万元的抗癌鲜药"金龙胶囊"和"金水鲜胶囊"捐赠给百名父母身患癌症的士兵代表。这项义务救助活动系李建生与《解放军生活》杂志社联合推出的。

这项活动的全称是"为了士兵的父母亲——百名士兵父母癌症患者义务救助活动"。

一封封战士来信，向李建生述说他们的亲人被救助之后的激动。空军战士田茂桥写给李建生的信更是情真意切：

李大夫：当我看到《解放军生活》杂志有关您的报道以及我的父亲被义务救助的名单后，我的心情非常激动，泪水禁不住流了下来，久久不能平静。是啊，您也是从农村入伍的一名军人，深知军人在和平年代为祖国和人民做出的牺牲，您很了解军人的苦与乐。您又是一个孝子，深知军人如何为理想为国家而默默奉献，更知道军人的父母都怀着一颗赤诚的心支持儿女在部队建功立业，更感受到军人不能忠孝两全的含义。

坦率地讲，当我得知自己的父亲身患绝症的时候，我内心的痛苦是无法用语言表达的。父亲小时候就吃尽了苦，是一个孤儿。好不容易把我们弟兄4个拉扯大，在家庭无劳动力也不富裕的情况下，接连支持我们哥儿仨参军入伍。生活刚刚好转，前年我二哥在大西北某基地执行任务中光荣牺牲。面对突如其来的灾难，全家非常悲痛，老人更加支持我们弟兄俩安心服役，为部队做出更大的贡献。刚平静下来不到半年，我父亲经过多家医院的检查，被诊断为中晚期肺癌。为了挽救老人的生命，在不到两年的时间里，我们家把所有的积蓄和家产都花掉了，加上我们两个都在部队，每月也没有几个钱，在无能为力的情况下，我看到了《解放军生活》刊登的救助告示，心里感到万分的温暖，感谢您对我们军人生活的理解，让我终生难忘。

田茂桥还告诉李建生："药品已经收到了，按照说明服用后，效果很好，疼痛减轻了，走路又有力了，咳嗽也轻多了。"

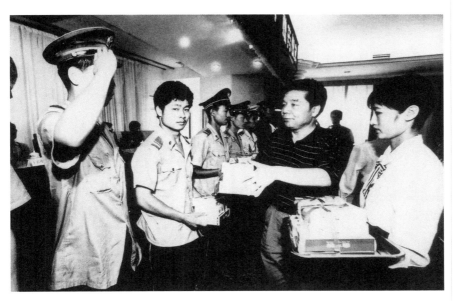

向戍边军人的百余名患病家属赠药

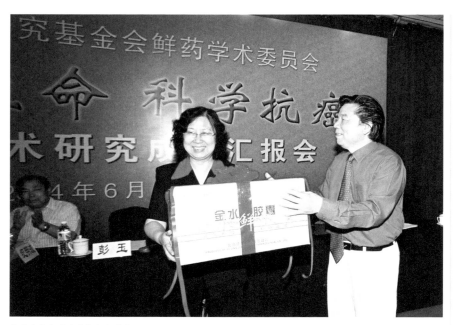

李建生向中国癌症基金会赠药

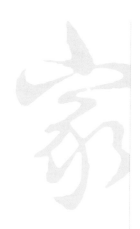

一家人风雨同舟

李建生说："是因为我，全家人都爱上了中医药；因为中医药，使我们全家更加团结一心，风雨同舟。"

说起来，李建生一家人起初都与中医药没有联系。妻子嫁给了李建生，就等于嫁给了中医药；大女儿考大学时，考上了李建生让她报考的首都医科大学；二女儿的经历更有意思，她本来在国内知名的国有大银行总行工作，被李建生拉回来与他一起奋斗，后来她当了建生药业总经理；三女儿在学校学的是营销专业，毕业后直接到建生药业报到，现任公司财务总监。

李建生说他与妻子吴改茹是"先结婚，后恋爱"。1964年，李建生在部队农场工作。这年，部队给他一周假回老家探亲，当时他已24岁了，在农村早已过了最佳结婚年龄，许多年龄差不多大的伙伴已儿女成群了，他的婚姻问题成了他们家的大事。大姑便给他介绍了个对象，他当时还不想结婚，惦记着要高考，当大学生，但为了父母的心愿，还是去见了一面。这个姑娘就是后来的妻子吴改茹。

当时李建生只是应付，见面说了自己许多不好，什么家里穷、兄弟多、在部队农场没啥前途，等等。但吴改茹只是笑笑，没吭声。后来才知道，吴改茹家邻村有李建生一个战友，他回乡探亲时，吴改茹向他打听过，他说李建生爱学习，工作很努力，人品也很好，吴改茹铁了心要嫁给他。大姑见姑娘同意，就催促他快点结婚，李建生赌气说："要结7天内就结完，我就7天假了。"他本来以为来不及，这门亲事也就算了，没想到大姑他们硬是7天内办成了婚礼，李建生结婚了。

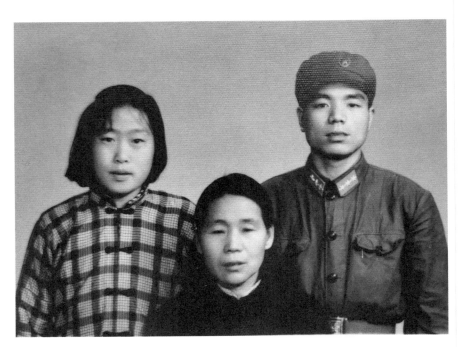

李建生和新婚妻子与母亲合影

这以后的日子里，李建生全身心地投入工作，与妻子见面少，通信也少，但吴改茹在老家照顾李建生的父母、家庭，从不叫苦。有一年吴改茹来部队探亲，李建生正在研究生班学习，也没时间陪她，她仍然理解，一个人默默地待着……李建生突然觉得这是个好姑娘，心逐渐被融化。特别是，1966年2月大女儿在老家出生，妻子在老家忙里忙外又忙孩子，给他写信，总说家里好、孩子好、一切都好，让他放心，更让他感动不已。后来他们的通信多了，学习、生活上的交流也多了，总觉得有说不完的话。

在李建生在部队搞"四自"、创办玉泉山康复医院这些日子里，吴改茹随军，她边工作边照顾三个女儿，更重要的是她要照顾夜以继日拼命工作的李建生。李建生搞鲜动物药随时都有风险，她全力支持丈夫，给他精神上的力量。当五棵松中医门诊部濒临倒闭的时候，她来到门诊部，站在丈夫身边，帮着丈夫理顺了整个门诊部的内部管理工作。从此她天天在门诊部，与丈夫一起日夜操劳。

2019年，吴改茹因病去世，李建生万分悲痛。他说："没有吴改茹的支持和照顾，就没有我今天的成功。"

在与吴改茹告别的仪式上，二女儿代表三个姐妹讲了一段话，让在场的人都流下眼泪，现抄录如下：

　　我们的母亲，吴改茹，生于1943年12月21日，于2019年3月23日0时3分，永远地离开了我们，享年75岁。母亲的一生，平凡而非凡，平凡如烛火，却温暖了家人，照亮了心灵；不凡如苍松，以柔软之身，支持了父亲，撑起了事业。她勤劳善良，宽容坚韧，虽历经沧桑艰辛，却始终乐观自信；对于父亲，他们相濡以沫，互相帮助，是伴侣更是知己；对于儿女，她含辛茹苦，养育三女，为了我们，为了家，额上青丝变成了白发；对于长辈，她任劳任怨，奉孝持敬，不论是对我的爷爷奶奶，还是姥姥姥爷，都给予了无微不至的照顾与关怀。对于亲人，她苛己宽人、感恩回报，无论婆家人还是娘家人，有困难、有需要的，她都会义不容辞施以援手；对于朋友，她总是助人为乐，无怨无悔。对于员工，她视如兄妹，扶危救困，无论购房，还是疗疾，都慷慨解囊。而对于自己，她却克勤克俭，秉持操守。这就是我的母亲，她诚恳质朴，蕙质兰心；生之贫苦，行自高雅；学虽不高，识却宽广；上得厅堂，下得厨房；有大家之风，做不言之教。我眼前还是她在堂前对我们谆谆教导的音容笑貌，在屋后操持家务风尘仆仆的辛劳身影，如今阴阳两隔，在这里我还想叫一声"妈"，妈妈，您的家人、亲人、朋友给您送别了！您的善良、您的美德，我们永刻心底；您的信念、您的操守，我们继承延续。您为了我们、为了家，操劳了一生，您放心，我们会照顾好父亲，照顾好……

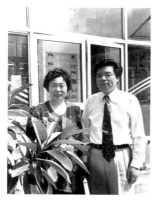
李建生与吴改茹在门诊部合影

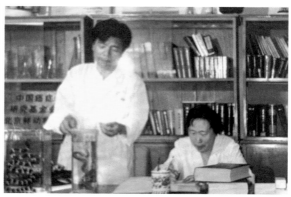
李建生与妻子吴改茹在研究鲜动物药

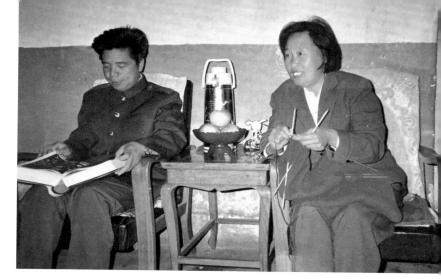

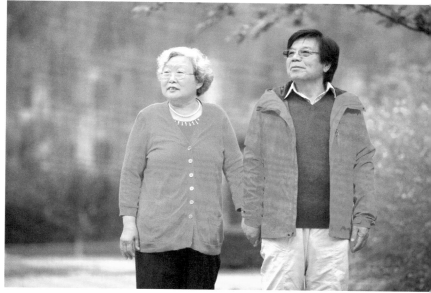

李建生与妻子吴改茹

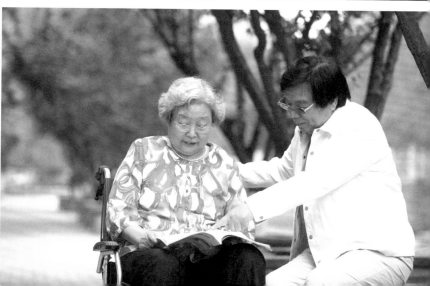

1984年，李建生风风火火在部队办医院、刚开始对鲜动物药进行探索的时候，大女儿考入首都医科大学。在大学，她边学习，边帮助正在搞科研的父亲查阅资料、搜寻数据；大学毕业后她到北京一家医院工作，其间，帮助父亲申请新药、处理一些具体工作。1998年12月，大女儿到美国进修学习，留在一家生物科研公司工作。李建生虽然有些不舍，但想到孩子有孩子的想法，便没有再说什么。这期间，大女儿利用视频通话、回国探亲等机会，传递父亲关注的一些科技前沿的医疗信息，与父亲进行学术交流。

二女儿印象比较深的就是父亲从田野里弄来蛇、壁虎等动物后，他和姐姐、妹妹一起，给这些动物消毒，用土办法帮父亲制作鲜动物药。那个时候是他们家最难的时候，外面风言风语，说他父亲"不正常""莫名其妙""想钱想疯了"等，姐妹们心疼并担心父亲，但她们见父亲的决心坚如磐石，知道他是在做一件伟大的事情，就紧紧地依靠在父亲的身边。那个时候，李建生真正感受到了家庭的温暖！

将科研成果转化并走向产业化，李建生急需有人助力。那时，大女儿在美国回不来，三女儿年纪尚小，而二女儿刚在国有银行工作两年。李建生思来想去与二女儿商量，劝其辞去银行的工作，加入建生药业。

从国有银行到药业公司，对很多人来说很难选择，但对一个理解父亲的女儿来说，她义无反顾地来到了建生药业，因为于她来说，传承中医药文化也是一种使命！

十几年里，二女儿栉风沐雨，协助父亲建设现代化的生产基地，并且顺利通过GMP认证；建成首家以鲜药为主题特色的博物馆；组织"建生鲜药创研基金项目"评审；拳头产品"金龙胶囊"获颁中药保护品种证书，被列为国家二级中药保护品种，进入《国家基本医疗保险和工伤保险药品目录》；"金水鲜胶囊"获批药品批准文号；保健食品"鲜克胶囊"获批上市；组织原材料采集；在公司管理上大胆改革、创新，不断完善公司各项规章制度，获得北京市高新技术企业、中关村高新技术企业、密云县创新优秀企业、北京市知识产权试点单位、北京市"专精特新"中小企业、北京市密云区统计诚信示范企业等多项荣誉称号；作为中国癌症基金会第七、第八届理事，中国癌症基金会鲜药学术委员会副主任委员、秘书长，参加鲜药学术研讨会，以家国情怀奔跑在传承发展中医药的第一线。

2001年，三女儿从学校营销专业毕业后，直接到建生药业报到，加入鲜动物药的传承与创新队伍。她负责公司的财务管理，一干就是20多年，无怨无悔，李建生为此感到欣慰！

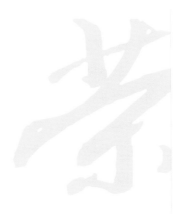

光荣时刻

　　作为一名老党员，不管是在部队还是退休之后，李建生始终发挥共产党员的模范带头作用。1988年2月25日，《解放军报》以《经得起改革开放考验的战斗堡垒》为题，报道了李建生所在党支部带领大家创办对地方开放的康复医院的事迹；1989年9月4日，《光明日报》以《点点滴滴都是情》为题，在《共产党员在改革大潮中》栏目报道了李建生的事迹；1989年12月20日，《北京日报》以《李建生对病人充满爱》为题，在《他是共产党员》栏目报道了李建生的事迹。2021年6月28日，在中国共产党成立100周年之际，万寿路街道党工委的领导到建生药业公司，为李建生颁发"在党五十年"纪念章，纪念章发放仪式后，李建生在公司全体人员会上回顾了自己入党以来的奋斗岁月，讲述了建生药业公司的创业历程。

北京日报

BEIJING RIBAO

1989年12月20日 星期三

己巳年 十一月廿三 廿五本昼

李健生对病人充满爱

李润良 任咏雪

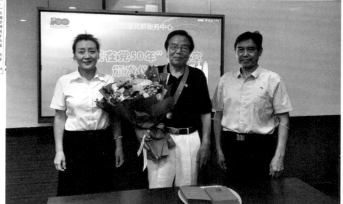

万寿路街道党工委给李建生发纪念章

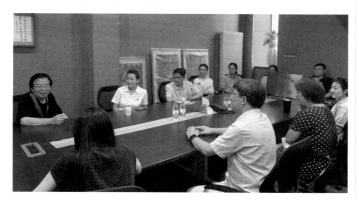

李建生与员工分享在党经历和创业历程

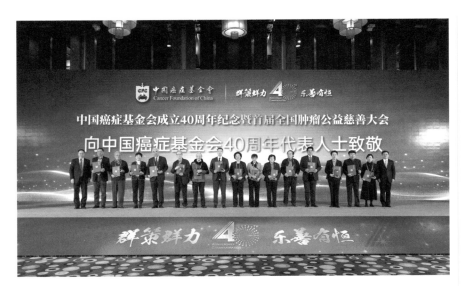

2024年11月23日，在"中国癌症基金会成立40周年纪念暨首届全国肿瘤公益慈善大会"上李建生获颁"致敬状"，建生药业获颁"感谢状"。右6为李建生。

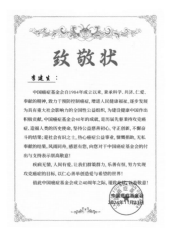

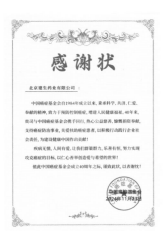

第九章

"原始创新" 精神

1998年5月28日，在中国癌症基金会组织的抗癌新药取得证书后的首次鲜动物药抗癌成果汇报会上，与会专家一致认为，李建生的鲜动物药研究是传统药物学中一次具有科学依据的突破性创举，为我国中医药的发展做出突出贡献。

《青年时讯》2004年3月10日，刊登了朱良春教授的谈话：近数十年来，我国中医界扩大对动物药研究，一批专家相继出现，特别是近年来北京李建生采取新鲜虫类药在低温条件下制成"金水鲜胶囊"等成品，治疗肿瘤等顽症取得疗效，这在制剂和用法上是一个突破和飞跃，是对虫类药研究（自秦汉时期《神农本草经》到东汉医学家张仲景的《伤寒论》；南北朝医学家陶弘景的《本草经集注》到唐代的《新修本草》、宋代的《本事方》；明代李时珍的《本草纲目》；清代医学家赵学敏辑录《本草纲目拾遗》）的第五次总结。

这个"突破性创举""第五次总结"，都是在坚持原始创新的原则上进行的。

原 始 创 新

用原始创新的精神继承与发展中医药文化，是李建生坚持不懈的追求。所以，专家评价他研发鲜动物药是真正的"遵古不泥古，创新不离宗"。

朱良春教授在建生药业成立10周年的时候，给建生药业写了一封信，称赞李建生和他的建生药业坚持原始创新：

  中国医药学，博大精深、蕴藏丰富，经过几千年的不断充实、完善，形成了独具特色的基础理论与实践体系，在预防、保健、治疗、康复等方面积累了极为宝贵的经验，成为世界传统医学中的一枝奇葩。当代著名科学家钱学森院士曾经预言，"21世纪医学的主宰者，是中医中药。"当前全世界医药领域的有识之士，鉴于化学药的毒副作用，都在呼吁"回归自然"，积极研究中医中药，出现了全世界的"中医药热"。目前，中医药面临机遇与挑战并存的局面，作为新世纪中医药工作者，我们一定要迎头赶上，才能适应新的形势。

中医药是一门科学，应当与时俱进的发展，并不断创新。因此，中医药必须实现现代化，而实现中医药现代化，固然需要相应的物质条件的充实，但最为关键的还是要建立在扎实的临床知识基础上，并辅以相关学科的研究，多学科的横向联系与协作，从而确立自我主体，而不是削弱自己的理论体系，更不是单纯用现代医学来论证、解释或取代中医。因此，中医药现代化的模式，应当是"继承、发扬、渗透、创新"的结合，也就是结合中华优秀传统文化的内涵，保持原有的中医基础理论和临床应用特色，充分吸收和运用现代科学技术成果，包括与之相关的自然科学、人文科学等学科成果，达到创新的目的。中医药学和现代科学技术的结合，既是创新的途径，也是创新的结果。

创新不是装点一些时髦的名词、术语，搞一点重复的实验数据，更不是沿袭国外的某些模式，改头换面地套用一下。我们强调科研的原始创新，培养原始创新的思维与观念，突出原始创新精神，中医药学才能得到突破性的发展，才能屹立于世界医学的殿堂。

就拿中药的鲜用来说，当前中医使用的中药，一般是干品，多经蒸、炙、煎、煮等加热工艺制备而成，只有少数动物药和虫类药直接研末口服或者生用。但煎、煮使许多不耐热的有效成分被破坏，疗效降低，药源浪费。《神农本草经》早就强调"生者尤良"，我们的老祖宗早在2000多年前就已经认识鲜中药的疗效比干品疗效更好，故多在治疗疑难重症中使用。但由于采集和保存等多种原因，鲜药的应用已被众多医者淡忘。为了提高疗效，发挥中药的特殊作用，攻克肿瘤等疑难杂症，鲜药的使用和开发，应该纳入议事日程，以便讨论和推广。摆在科研工作者面前的一个现实难题是动物药鲜用较植物药鲜用效果更好，但直接服用，一是不易吸收，二是由于动物药自身携带的微生物及寄生虫会引起感染，不卫生，通过传统的加热工艺制备，动物药中蛋白质、酶类等有效成分会被严重破坏。有没有一种既保存鲜药的有效成分，又保证安全卫生的制备技术呢？答案是肯定的。

朱良春教授说："我的学生李建生研究员，致力于现代鲜药研制并创建了北京鲜动物药研制中心和北京建生药业有限公司。严格按照国家标准（GAP、GLP、GCP、GMP）系统地研发鲜药，生产鲜药制剂。鲜动物药组方'金龙胶囊'和鲜动、植物药组方'金水鲜胶囊'，首开鲜药制剂先河，两个产品均获国家批准为国药准字号治疗药。可以说这是有益且成功的探索。药品的制备加工由'热'变'冷'，而且'低温冷冻现代生化分离提取工艺'获得了国家专利，经此工艺的加工，改变了鲜用药材不卫生的弊端，提高了疗效，节约了药材，可以说是鲜药应用史上一次具有里程碑意义的突破，是中药学史上的创举。我在临床中使用'金龙胶囊''金水鲜胶囊'，也验证了其用于治疗癌症和免疫性疾病方面具有卓越的疗效，征服了许多沉疴痼疾，使许多濒临崩溃的患者，出现了奇迹。"

中药鲜用几千年的历史传承，不但形成了传统特色而且具有丰富的内涵，这是先人为我们留下的宝贵财富，应该大力弘扬和挖掘。

李建生在中国癌症基金会的支持下，与中国医学科学院、中国中医科学院、清华大学、北京临床药学研究所等多家科研机构、高校协作，并得到当代医药界许多贤达之士的支持，为鲜药制剂的深入研究、应用、推广和创制，打下了基础，营造了良好的氛围，取得了重大的突破和更令人欣喜的成果。

追寻天然

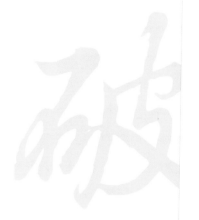

三个突破

2002年7月，高益民教授谈到：李建生研制的鲜动物药，实现了三个方面的突破。

第一个，鲜动物药理论与思维方法的突破。"双金制剂"（"金龙胶囊""金水鲜胶囊"）的研发，是以中医理论为指导，以临床实践为基础的。它们的突出特点是"继承而不泥古"，抓住中医药理论的精髓，在实践中认识从《神农本草经》中"生者尤良"到《本草纲目》对地黄"鲜用则寒，干用则凉……久服轻身不老，生者尤良"的评价，可以看出古代医学家对于新鲜药材"质优"的评价是一脉相承的。建生药业勇于突破传统的医学理念，能用高新科技，以低温冷冻和现代生化分离提取技术新工艺，赋予"生者尤良"以现代科学的新内涵。"双金制剂"不但临床疗效大为提高，而且得到现代实验药理学，包括细胞CT分析、流式细胞术、鸡胚CAM（绒毛尿囊膜）模型、荧光偏振技术、核磁共振等现代细胞分子生物学水平实验研究的验证。结果表明，"金龙胶囊"除了具有明显的抗癌作用、增强免疫功能，还有减毒保护骨髓造血系统功能，对癌症术后复发、转移有显著抑制作用。对其作用机理初步检测结果表明，"金龙胶囊"可阻断癌细胞有丝分裂、对癌细胞有直接破坏作用，能抑制癌细胞周围新生血管网络的生成，防止肿瘤转移，另外可使人红细胞膜的流动性发生变化，可以大大提高细胞新陈代谢，有利于增强人体的抗病能力。

鲜动物药制剂的处方组成，是根据中医整体观念，抓住人体阴阳失调的病理实质，遵循"损其有余，补其不足"的基本法则，优选新鲜药用动物、植物，通过大量的临床实践逐步定量、定型。以鲜守宫为主药，鲜蕲蛇、鲜金钱白花蛇等为辅药组成"金龙"方，突出"荡邪"为主，以攻为补，攻补兼施；"金水鲜胶囊"以鲜蛤蚧、鲜西洋参为主药，冬虫夏草、金钱白花蛇、鲜守宫等为辅药。从现代治疗学的观点来看，"双金制剂"属于生物治疗中"生物反应调节剂"类的新制剂；从医学前沿学科基因组学观点分析，阴阳调节与基因调控、治疗学的基本观点上，有着惊人的相似之处，堪称新世纪疾病防治的新思路。

第二个，鲜动物药制备工艺的突破。根据生物进化论的观点，生物体经过上亿年的进化，药用动、植物体内各种有效成分已达最佳状态。分子生态学的观点认为，保持动、植物全部有效成分，才能够最好地保持生命体内分子网络的生理平衡。根据生物化学及分子生物学的观点，生物体内具有活性的成分，才能有效地发挥其生理功能。"双金制剂"的制备，以中医药理论为指导，采用现代科技，突破鲜活药用动、植物的烘干、煎、煮等传统工艺，采用"低温冷冻现代生化分离提取剂备工艺"研制而成，原料取材于鲜活动、植物，其整个工艺过程保持"鲜活""整体""天然"，以保证各有效成分之间的最佳天然配比和生物分子天然空间的结构，以及生物分子活性的天然状态，最大限度地保护天然药物分子的生态平衡。整个工艺过程采用恒温条件，不经强酸、强碱、高温及有机溶剂或其他化学试剂处理。创新工艺与传统工艺相比，产品中的生物活性成分大大提高。

第三个，鲜动物药临床药理学的突破。根据国家对新药"安全、有效、质量可控"的基本要求，"双金制剂"经急性、长期毒性实验，以及Ⅰ期临床试验不良反应观察，均未发现不良反应。"双金制剂"产品质量的定性、定量标准均符合要求，而且稳定可控，在临床药理学试验中，确有足以"标新"之处。

一、"金龙"可适应多种癌症

"扶正荡邪合剂"1989年被当时北京市卫生局批准为医院制剂后，即在门诊和病房对多种癌症患者进行试用，对651例完整病例分析，其中肝癌150例（有效率73.8%）；肺癌132例（有效率78.8%）；肠癌82例（83.7%）；乳腺癌79例（有效率81%）；食管癌75例（有效率73.9%）；肾癌66例（有效率76.3%）；膀胱癌37例（有效率72.2%）；骨瘤30例（有效率77%），从平均有效率看，与Ⅰ期临床试验的总有效率基本相近，说明"金龙"适用于血瘀郁结型的多种癌症。

二、"金龙"试用于艾滋病可明显提高患者免疫功能

中国中医研究院艾滋病研究室原主任、首席科学家吕维柏自2000年11月至2001年7月，试用"金龙"于艾滋病的治疗。参照1993年美国CDC临床诊断标准，随机选择20例艾滋病感染者，均在知情同意的情况下，进行开放式临床观察，疗程为3个月。结果20例患者临床症状有所改善，治疗3个月中，未发现不良反应，血常规及肝肾功能均正常，治疗过程中未发现并发症。

结果表明，"金龙"能明显地提高艾滋病患者的免疫功能，有效率为

80%，但对病毒载量无影响。因例数尚少，有待进一步观察。小剂量组，能明显改善感染者的免疫功能，而大剂量组反而呈下降趋势，属典型双向调节作用。值得注意的是，从一次3粒增加到4粒，每日服量仅增加0.75g（0.25g×3），对于获得性免疫性缺陷者来说，具有如此明显的量效关系，有极大的进一步研究价值。另外，在临床试验中也发现鲜动物药不但能提高机体免疫功能，对自身免疫性疾病（如系统性红斑狼疮、天疱疮、类风湿性关节炎等）也有免疫抑制的双向调节作用。

这一研究成果曾在"第一届中国艾滋病性病防治大会"上披露过，当时引起国内外专家的广泛关注，并提出"金龙"可以列为非细胞毒性艾滋病治疗药，可以进一步在临床上试用，或与西药抗病毒药合用。

观 点

《青年时讯》2004年3月10日刊登了记者吴马写李建生研发鲜动物药的一篇文章，写道：

> 鲜动物药，是一条崭新的民族医药发展之路；是传统中医药与时代共同进步的一个很好的例子。我们应该看到鲜动物药成功背后的意义。它不仅给传统中医药带来了巨大冲击，同时也带来了许多启示。

带来了什么启示？该报同一天又刊登了吴马对李建生的专访，标题是《酿得百花蜜　芬芳满人间》，李建生回答了吴马对中医药的几个问题。

2004年2月20日上午，2003年度国家科学技术进步奖颁奖大会在北京人民大会堂隆重举行。在众多的获奖项目中，医药卫生类项目共有26项，占14%。其中，由陈可冀、李连达两位院士领衔，中国中医研究院西苑医院集体研究完成的"血瘀症与活血化瘀研究"是唯一荣获2003年度"国家科学技术进步奖一等奖"的医药卫生项目。这也是中医药研究项目首次问鼎我国顶级的国家科学技术奖。

这一消息，对多年来从事鲜中药研发、生产、应用的李建生来说，是个振奋人心的喜讯。李建生说："'血瘀症与活血化瘀'历来是中医所重视的。活血化瘀是鲜中药的治疗功效之一。应用鲜中药治疗瘀症具有良好的效果。陈可冀、李连达两位院士的获奖，对我继续进行鲜药的研究是很大的鼓励。"

记者：国家科学技术进步奖中，中医药研究的项目拿了一等奖，这和鲜中药与建生药业的发展有什么关系？

李建生：中医药研究项目能拿国家最高级的科学技术进步奖，说明中医药研究受到了我们国家科学技术界最高层的认可。这比鲜中药，比我们企业得到个什么奖重要、有意义得多。我一直有个观点：只要人们能正确、客观地认识祖国传统医学的作用和价值，正确对待它的理论观点和实践效果，我们的鲜药、我们的企业就大有前途。因为我们的鲜中药产品是货真价实的，是名副其实的管用的，是真正源自我们博大精深的中医理论与实践经验的。它是好东西，不怕人们认识，就怕人们不认识。而认识它的一个最根本的障碍，就是还有很多人对传统中医药的理论和疗效存有疑虑。所以，只要是有助于打消人们对中医药疗效疑虑的事，我都欢欣鼓舞。中医药同行拿了国家科学技术进步一等奖，这不是最大的喜讯吗？

记者：你认为目前中医药在一部分国人心中的地位不高，甚至在部分医学界的主流人士中不被认可，主要原因是什么？

李建生：传统的中医药在几千年的实践中，为中华民族的生命健康做出了重大贡献，这是不容否认的事实。不仅中医药学是如此，世界上其他很多民族都有丰富的医学宝藏，都为人类的健康发展做出过贡献。但是我们也应该承认，传统的中医药学与现代医学等在理论、观念和实践上确有一些不能接轨的地方，但这不应成为否认和忽视中医药学价值的理由。

我认为，医学界的人，应该正确、客观地承认中医药学的作用和地位。目前，我们国家医学界的多数人，特别是国家有关部门及领导层是能够承认和重视中医药学的地位和作用的。我们也要看到，传统的中医药学理论也亟待创新和发展。我们有一些中医药学理论家，始终坚守着传统的概念和理论，不能跳出自身的樊篱。这也限制了中医药学的发展。譬如气、阴阳等概念，从严格意义上说，都是中国传统哲学的概念，如果一味死抠这些概念不放，那么，与现代医学理论当然无法直接对话，更无法与国际接轨。应该看到，现代医学科学的理论、技术与实验方法已经提供了充分的条件，使我们有可能用现代科学的概念阐释中医药学的一些基本观点和治疗手段。

从某种意义上说，中医药学从根本上就是一种经验医学，有它独特的理论体系，有些理论是借用当时朴素的哲学概念表达的。哲学概念与科学概念是有质的区别的。

我认为，中医理论界，需要观念上的创新，需要有人把传统的经验上升到现代医学理论的层面上加以解释，尽可能用科学概念替代哲学概念。如果不迈出这一步，中医的精华、中药的瑰宝，要想真正地走向世界和国际接轨，与世人共享，很难。

记者：你多年来研发的鲜药动物制剂，虽然从临床实践上已经验证了它的疗效，但你能从理论上阐释它的机理吗？或者，你是用传统的中医药学概念来解释它，还是用现代的医学观念指导研发工作？

李建生：鲜中药既然是中药，当然是根据中医药理论来指导的。我们的研发得到了国内百余名一流的中医药领域专家的精心指导和鼎力帮助。这些对我们的鲜中药研发起了重要作用的专家，都是在中西医领域有着深厚造诣的。鲜中药研究结果的验证和鉴定评审工作，也是由他们完成的。

记者：为什么鲜药在防治肿瘤方面的作用比较广泛？怎样解释它的疗效？

李建生：中医讲究整体观。治疗肿瘤或其他疑难杂症也好，治疗其他一般疾病也罢，中医的扶正祛邪，都是从提高人体潜在、巨大的抗病能力或免疫能力来着手的。西医的手术、化疗或放疗，都是针对某一具体部位的病变进行，中医则是以提高人自身的抵抗能力为目标。就好比矛和盾的关系，如果肿瘤是矛，人体自身的免疫功能是盾，西医是以消除矛的危害为主要目标，中医则以增强盾的抵抗力为主要目标。如果盾的功能强大，矛的危害就相对减弱。西医也强调，治疗疾病的目的是提高患者的生活质量，如果能使患者生活健康快乐，那么目的就达到了。

根据中医的整体观、阴阳学说、扶正荡邪治则以及中药"生者尤良"的观点，我们借鉴现代科学中的分子生物学、生物化学、分子生态学、细胞学、免疫学、遗传学以及肿瘤学等理论和技术，进行了抗癌鲜动物药的研究。古人提出"中药鲜用""生者尤良"的观点，是几千年来大量临床实践经验的总结。用现代科学的观点和语言来说，就是在药材的采集、储运、加工、使用的过程中，最大限度地保持药物的生物活性，合理地使用其有效成分，更好地发挥协同效果。过去古人受到科学条件的限制不可能做到"提取有效成分，保持生物活性"，而在科学技术高速发展的今天，我们就不再局限于一般意义上的"鲜用""生用"，我们可以应用现代化的科学技术手段，将"中药鲜用"的理念应用于广泛的临床实践进而与国际接轨。

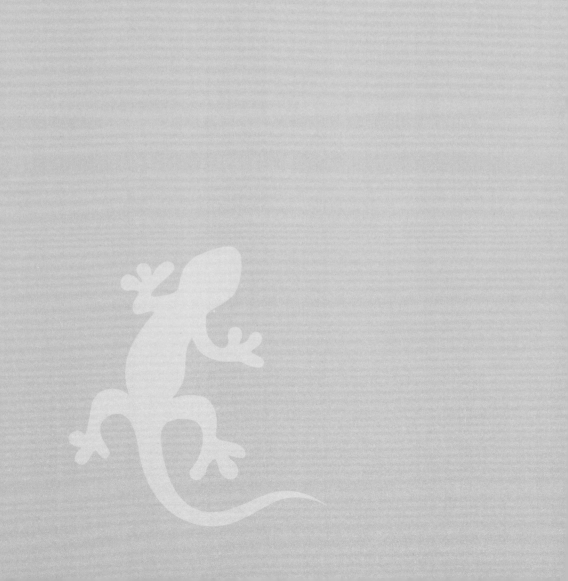

第十章

时代的责任

李建生今年85岁了，但他仍坚持每天读书，不断对知识进行深化和理解。他的书房里、卧室里的床上、餐厅的柜子里都摞满了书。2024年，见他读的最多的是《方剂学》《人体》（Steve Pasker所著）《格氏解剖学》等书籍；他还常年研读最新的中医药科研论文，对药物学、化学、生物学，尤其对量子、基因、蛋白组学领域进行深入研究学习。他还订阅了《健康报》《中国中医药报》及医学科技方面的杂志，及时了解中医药新闻和中医药学前沿科技信息。今年9月，李建生赴美探亲，还抽时间到图书馆翻阅医药书籍。

他边学习，边总结，出版了《鲜动物药治疗癌症探索》《鲜药图谱》《鲜药用动物图谱》《中国动物药现代研究》《癌症的治疗与康复》等著作；发表了《光大"生者尤良"中药鲜用传统》《预防复发转移中医鲜药有作为》《对现代鲜动物制剂未来的展望》《"金龙胶囊"治疗脑肿瘤药理机制研究》等若干篇研究文章，为现代鲜药的制剂与临床应用提供了理论基础。

科研，正在进行

　　1998年4月，李建生刚拿到"金龙胶囊"新药证书和生产批件时，有人说："拿到新药证书是新药研究的结束，剩下的事情就是等着赚钱了。"其实，取得鲜动物药"金龙胶囊"证书后，李建生对现代鲜动物药"金龙胶囊"的再研究、再开发和临床再验证一直没有停止。对此，记者刘燕玲在2010年《中国现代中药》杂志上以"开拓鲜药抗癌之路"为题进行过报道：

　　李建生请中国医学科学院对"金龙胶囊"进行了抗复发转移实验，结果发现其有明显的抑制及抗复发作用；清华大学的研究也再次证实，"金龙胶囊"不仅能杀伤肿瘤细胞，还能阻断肿瘤细胞的有丝分裂，抑制新生血管形成；广安门医院等30余家大型医院对2660例10余种肿瘤患者Ⅳ期临床观察研究表明，"金龙胶囊"在改善临床症状、缩小癌灶、提高生活质量等方面疗效显著；中日友好医院对90例原发性肝癌临床研究证实，"金龙胶囊"可提高患者生活质量，延长生存期，总疗效为71.7%。此外，李建生还请中国中医科学院进行了治疗艾滋病的观察，结果显示，鲜动物药在治疗自身免疫病和病毒性传染等方面有极大的潜力。

2010年，建生药业又投入近900万元，与多个科研机构合作，对"金龙胶囊""金水鲜胶囊"质量标准提高、临床应用拓展、抗癌机理等方面进行了深入研究，并完成了3项"金龙胶囊"原料药及制剂质量控制标准的提高研究；首次证明其组方药之一的守宫水提物冻干粉中存在牛磺酸，而牛磺酸对乳腺癌、宫颈癌、大肠癌等有抑制作用。"金龙胶囊"扩大临床适应证研究，将适应证范围界定在肺癌和胃癌，有8个临床药理基地参与了此项研究，"金龙胶囊"的免疫调节功能及"金龙胶囊"的安全性再次被药理学实验和长期毒理性实验效果证实。还在研发的有"金龙胶囊"联合放射治疗对肺癌患者低氧诱导因子及相关蛋白影响的研究；国家十一五科技重大专项"无症状艾滋病感染者中医药早干预研究"；"金龙胶囊"对肝细胞性肝癌患者术后早期复发的干预作用的临床实验；"金龙胶囊"配合化疗对非小细胞肺癌患者免疫功能的影响和随机双盲试验。

李建生又邀请了国内知名医学研究院所、机构、高校对"金龙胶囊"进行研究和临床验证。

中国医学科学院基础医学研究所高进、刘玉琴教授等对"金龙胶囊"进行了抗肿瘤复发转移的研究；清华大学生命科学院的鲍世铨、曾耀辉教授利用流式细胞术及细胞CT分析、荧光偏振、核磁共振等现代技术，对"金龙胶囊"进行了治病机理的探讨；中国医学科学院阜外医院程显声教授等进行了"金龙胶囊"对心力衰竭大鼠心功能的治疗作用研究，提示可以改善慢性心力衰竭大鼠的心功能，为临床用药提供了更充分的实验依据；首都医科大学中医药学院高益民教授对"金龙胶囊"进行了上市后安全性、有效性、质量可控性的再研究。中日友好医院贾立群教授对"金龙胶囊"进行了用于治疗32例重症急性呼吸综合征（SARS）患者的免疫双向调节作用的研究，北京市临床药学研究所完成热镇痛的试验研究，军事医学科学院完成了脑胶质瘤研究试验，中国医学科学院药物研究所完成了药品质量提高标准的制定，并委托有关单位进行了扩大临床适应证研究等。一系列研究进一步揭示了现代鲜药"金龙胶囊"的科学内涵。

李建生说："大自然创造了人类赖以生存的广袤的物质资源，源远流长的文明史留下了无数经典。天工造物，虫、草、石皆有灵性，成就了中医药学和鲜动物药疗病之法。中药鲜用历久弥新，在一些疑难杂症的治疗中显示出不可替代的疗效，历经盛衰兴替，仍然保持了它独有的强大生命力。鲜动物药，依然是与癌症作斗争的有力武器。所以，对于中医药，我们必须不断地继承发展，不断地创新，才能不断地为世界文明做出贡献。"

只是"从零到一"

现代药用化学、分子学、基因学等方法，已经证明了鲜动物药"血肉有情之品"的物质基础，"金龙胶囊"组方中鲜动物药富有氨基酸、多肽、核酸和脂肪等多种活性成分，且分子量在1万以下的小分子物质占98%以上，易被人体吸收。其中，多肽和核酸为主要成分，守宫中存在的"牛磺酸"也是首次得到证实。另外，"金龙胶囊"的总糖物质成分为26.9%，其中多糖占7.2%。多肽和蛋白质常作为抗原刺激机体后天免疫，而多糖对先天免疫功能的促进作用也日益受到关注，这为探求药物作用机理提供了物质基础。

鲜动物药制剂已运用于肿瘤临床20余年，抗癌是强项。在探索其抗肿瘤机制时，其建立在整体免疫调节基础上的迅速抗炎、抗病毒以及作为免疫调节剂的活力逐渐凸显。同时，鲜动物药还在快速抗炎、抗病毒（艾滋病、SARS）、治疗免疫系统疾病（免疫抑制、免疫过激、免疫异常）和心血管疾病等方面显现独特疗效。该药能促进先天免疫、激活后天免疫，增强先天和后天免疫的配合，在疾病发生发展的不同时期发挥不同作用。

李建生深有感触地说："在这么多年的市场运作中，我们亲眼看到并亲身体会到了鲜动物药的效果，以及它的多靶点、显著的整合治疗作用。但我们也更加认识到，我们的研究只是'从零到一'，这仍是一个亟待开发的领域，潜在的市场很大，还有许多未知等待我们去探索，我们现在做得还远远不够！"

追求回归自然，早已成为世界趋势；中医药走向世界，也是大势所趋。所以，对中国鲜动物药的再研发，再开采，让中医药走向世界已是迫在眉睫。

他觉得鲜动物药的科技研发还需引起全社会的重视。目前鲜动物药的新药太少，满足不了市场需要，要增加研发课题，大力宣传普及鲜动物药的知识。

1999年5月，美国国家人类基因组研究所首席科学家纳达·金专程来到中国北京，找到李建生。他说他在美国圣地亚哥曾见过一位肝癌患者，在服用了北京建生药业生产的"金龙胶囊"后，肿瘤明显缩小，效果很是神奇。他这次专程来北京，想见一下"金龙胶囊"的发明者，了解一些具体情况，以期再研发。

李建生常说"好药无国界"，他认为好医好药造福的是全人类，能够解除患者的痛苦是根本。所以，他热情地接待了这位美国客人，并送给了他300克鲜动物药半成品（冻干粉）。

纳达·金回到美国后，于1999年7月9日给当时在美国读书的李建生的大女儿发了一封电子邮件，写道："我非常荣幸地在北京见到你的父亲，你父亲确实给了我一些他的药品。"

两个月后，纳达·金又在给李建生的大女儿的一封邮件中说："我已用你父亲给我的药品做了两个细胞系列实验，实验证明此药在很低的浓度下表现出很强的抗癌作用。"

这个故事提醒我们，我们上千年的动物药宝库十分丰富，我们要更加重视自己的东西，使其不断发出新的光芒！

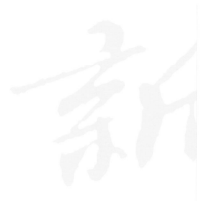

中医药发展新时代已经到来

　　党的十八大以来，以习近平同志为核心的党中央把促进中医药传承、创新、发展作为新时代中国特色社会主义事业的重要内容，作为中华民族伟大复兴的大事。2023年2月10日，国务院办公厅下发的《中医药振兴发展重大工程实施方案》提出，坚持守正创新，继承不泥古，创新不离宗，遵循中医药自身发展规律，充分利用现代科学成果和技术方法，巩固和发扬中医药特色优势，推进中医药现代化、产业化，推动中医药走向世界。党的二十届三中全会《中共中央关于进一步全面深化改革、推进中国式现代化的决定》中也明确指出：健全支持创新药和医疗器械发展机制，完善中医药传承创新发展机制。

　　李建生说："党和国家如此重视中医药建设，中医药发展迎来了'天时、地利、人和'的大好时机，中医药发展的新时代已经到来！希望广大中医药工作者进一步行动起来，坚守信念，牢记使命，在中医药传承上不断实现新的突破！"

　　李建生从20世纪70年代末受"生者尤良"的启发研制新药，到获国家新药证书，用了整整20年，这20年李建生是"摸着石头过河"，他说他现在也愿作一块"石头"，在中医药创新发展中，让别人"摸着石头过河"。

　　李建生说："虽然我80多岁了，但在中医药现代化的进程中，我还是那个少年！"

　　2000年7月8日，《市场报》刊登一篇文章——《为了生命的权利》，文中说道：一种全球流行、令世人谈虎色变的病魔与一种疗效显著的药物，"金龙胶囊""金水鲜胶囊"征服世界，谁能挡其锋？这或许也是中药振兴的契机，"中药鲜用"的振兴需要一个杰出的带头人，李建生愿挑重担于肩上。

　　我们期待的不仅仅是"中药鲜用"在世界上的崛起，我们更期待中国出现更多像李建生这样的"中药鲜用"带头人！

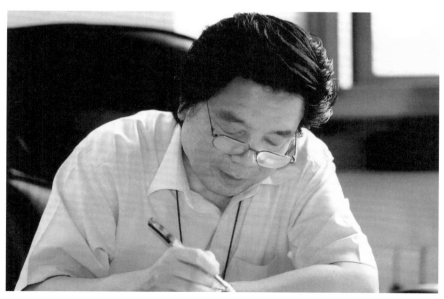

在2000年年初，说："鲜动物药研究只是'从零到一'……"

第十一章

回头有初心

　　李建生当年从"药都"出发到首都，再从首都出发到"药都"，好像就是为了中药。中药将"药都"和首都，将过去与现在，将干药与鲜药，紧紧地联系在一起。

又回到你面前

2023年11月6日，二女儿陪着80多岁的父亲李建生，从首都回到老家安国"药都"他的村里。李建生对这里的一草一木、一枝一叶都饱含深情。

一进村，就见到一大群父老乡亲，在寒风中站立等待，一阵相互问候之后，谁也没说是否要看病，谁也没问是否要看病，大家一落座，李建生号脉，二女儿抄方，就开始给乡亲看上病了。李建生边给乡亲看病，边同他们说天道地聊家常。遇到一个稍胖的女患者，李建生直接说："哈哈，你太胖了，少吃点肉！"还有一个患者，刚把上脉就发现了问题，亲切地问："你睡眠不好吧？好好睡觉，别瞎想！"几句话，笑声灌满屋子。

已经两个半小时了，要看病的人还有很多，李建生也没有要歇的意思。村里的李永书记问李建生："要不休息会儿吧？"

"有那么多病人呢，怎么休息呀！"李建生边为乡亲把脉，边笑着说。

这话这么耳熟呢，突然想起来了，是京剧《白蛇传》里白娘子的台词，白娘子正在为百姓看病时，许仙说："娘子，要不歇息一下吧！"白娘子说："这儿有病人呢，怎么歇息得了哇！"……

恍惚中，让人觉得给乡亲看病的老中医，就是当年李建生的大曾祖父，也是这方水土，也是这个院子，李建生坐的或许就是当年大曾祖父的椅子。再看李建生对乡亲那温暖的神态，那亲切的笑脸，完全就是当年大曾祖父的样子……

这会儿离大曾祖父给乡亲们看病的时候，已经过去了100多年了。100多年的风雨变换，李家"济世救人"的思想没有丝毫变化。李建生回乡给乡亲们诊病从不要钱，这已经是习惯了。前几年回来，乡亲们还说一说："李医生，我们要挂号给钱呀！"李建生笑笑说："我不会要钱的！"时间长了，乡亲们再也不说给钱的事了，他们知道，说了也白说。

"我不会要钱的！"这与大曾祖父当年为贫穷的患者看病不要钱的做法如出一辙，或许有过之而无不及。

鲜动物药的药材开始在北京、河北收集，新药大批生产后，市场需求越来越多，就得到南方收药。收购、运输、保鲜成本高，所以药品成本也就自然高。但成本再高，对于一些比较困难的家庭，李建生还是经常免费送药。对于一些不好意思接收药品的患者，李建生就叫人或自己亲自把药送到患者家里。

2000年初冬的一天，李建生来到北京大兴，看望一对患癌老夫妻。妻子患有乳腺癌肝转移，丈夫患有胃癌。李建生为他们诊治后都有好转。李建生听说他们家境贫寒，且夫妻俩都得了这种重病，所以每次患者来门诊，诊费、药费全免，但后来这对夫妻过意不去，竟不来门诊了。李建生就到大兴为他们诊治、送药。不仅如此，他每次来还会留一些钱，补贴他们的生活。这一天，李建生来到他们家，觉得气味不对，四处一看，发现煤球炉点着，铁皮的烟囱坏了好几节，烟从洞眼里往外冒，这要是煤气中毒了怎么办？李建生拿出几百块钱塞到他们手里，说："先把炉子关掉，赶紧去买烟囱换上。"

李建生没见过大曾祖父，但听祖母讲的大曾祖父为患者送医送药的故事却让他刻骨铭心，后来他确定的建生药业公司核心价值观为"永远真诚科学的爱"，也许大曾祖父行医的故事就是其源头。

有首歌叫《涛声依旧》，这里面有句歌词：许多年以后却发觉，又回到你面前……

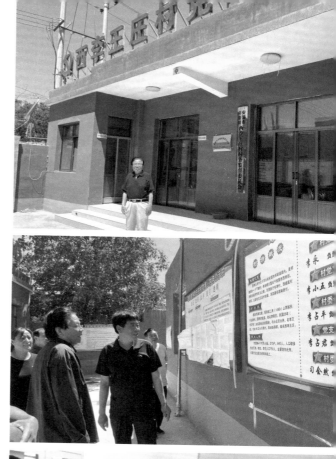

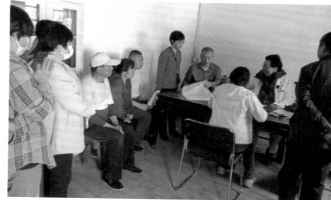

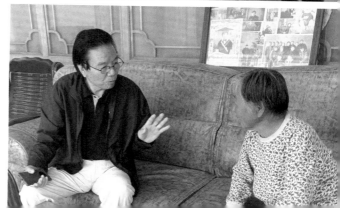

李建生在西李王庄村留影
村支书向李建生介绍本村新农村建设情况
李建生在村里义诊
李建生慰问村里的老人

童年那条运药路

　　村里的李永书记带我出门，来到村西那条大路上。路笔直且平坦，不时有汽车、电动车驶过。李永书记说，这是他们从村里走出去、走进来的必经之路。历史上，村里运药到"药都"安国，走的也是这条路，李建生童年追着运药材的车跑的也是这条路。前几年，这条路大坑连小坑，晴天尘土飞扬，雨天一路泥泞。运药材、拉农货的车进不去，出不来，连村外商贩的车都不想进去。李建生回乡时来到这条路，发现路坏成这样，便立马出资修路，还特别交代要用好材料，要保证质量。后来村民管这条路叫"建生路"。过了两年，李建生又出资修了村里大街的路，让家家户户出门回家都有好路……

　　十年前，李建生就在安国市创办了"安国建生食品科技开发有限公司"，为家乡投资，解决就业，为家乡发展贡献力量。李书记说着眼圈有些红了……

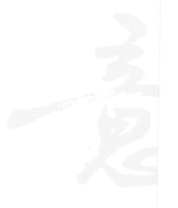

潮白河的寓意

　　二女儿是在首都出生的，但这些年的耳濡目染，让她感受到了父亲对传承李家"济世救人"、传承中医药文化的力量，那是"绿叶对根的情意"。因此，二女儿跟父亲商量做了两件事。

　　在"药都"老家：她把村里父亲他们祖祖辈辈住过的房子按原样重新装修，其中正房三间40平方米、东房三间40平方米、院子60平方米，无偿交给村里，让村里在这里办了一个"村史馆"。

　　村史馆不但记录了本村的历史沿革，也记录了本村及"药都"安国药材集散地的历史。

　　在首都北京：在风景秀丽的北京密云，在生态优美的潮白河畔，在鲜动物药生产基地旁边，建起了一座占地2000余平方米的"鲜药博物馆"。

　　博物馆对"源远流长的中医药文化""鲜药文化的缔造""医圣先

贤践食鲜药"等内容进行了展示，馆里收藏陈列了珍贵古代医药典籍200余册，干、鲜动植物药标本100余件。博物馆整体以绿色为底色，代表鲜药的生机勃勃，走向未来。馆内全面介绍了鲜植物药、鲜动物药的发展历史，介绍了李建生研发现代鲜动物药的全过程。目前，鲜药博物馆已成为北京市中小学生社会大课堂资源单位，密云区科普基地。

国务院办公厅2023年2月10日公布的《中医药振兴发展重大工程实施方案》指出，重点支持中医药博物馆体系建设，深入挖掘和传承中医药精华精髓，推动中医药文化深入群众生产生活、贯穿国民教育始终，实现中医药文化创造性转化、创新性发展。

读完这段文字，看看自己建成的"鲜药博物馆"，二女儿笑了。

潮白河本是两条河，潮河与白河，两条河到密云相聚，合成了一条河流。然后它们"拥抱着"，滋润了大地，一路向南，一起流入大海。二女儿在这里建鲜药博物馆，预示着传统中医药文化与现代科学技术的相互融合，一起走向世界。

从"药都"到"首都"，回头有初心。

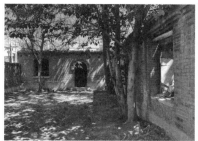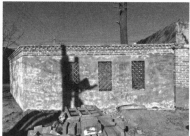

改造前及改造中
的村史馆

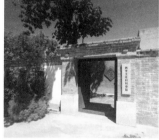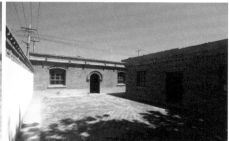

改造完成后
的村史馆

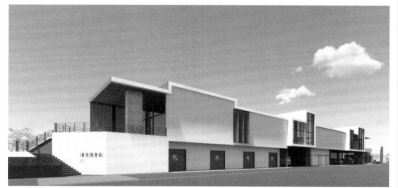

鲜药博物馆外景

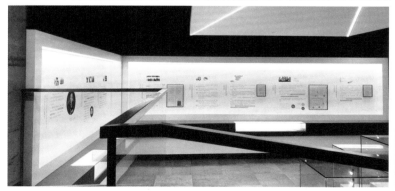

鲜药博物馆内景

第十二章
没有人能随随便便成功

把握生命里的每一分钟

全力以赴我们心中的梦

不经历风雨，怎么见彩虹

没有人能随随便便成功

……

这是歌曲《真心英雄》里的几句歌词，有人说，这歌词像给李建生写的。

高高的山上

　　2019年秋天，建生药业组织公司人员赴云南考察鲜药，建生药业董事长李建生同往。

　　这里湿度适宜，风景秀丽，令人心旷神怡。到云南免不了爬山，公司员工中一群小伙儿爬不过一个近80岁的老人，此时才知锻炼身体的重要性。正值午餐之时，他们点了蜂蛹、菌菇等，都是新鲜食品，大家说这也是"生者尤良"吧，李建生笑得合不上嘴。

　　来到鲁甸，李建生见到了中草药"七叶一枝花"。这种药他用过，但没有在云南这个主产地见过。因此，今天在产地见到它，感到格外亲切。当时接待李建生他们的，是一位姓和的老者，聊天中得知，他带着鲁甸的种植户靠种植"七叶一枝花"脱贫致富，与他一样一辈子干一件事，两人聊到此处哈哈大笑起来。一南一北两老者，一个种药一个做药，他给了种植户一把药脱了贫，他给了病患者一粒药治了病。在那高高的山顶上，两位老者为自己能帮助别人而哈哈大笑，笑声响彻云霄……

　　用毕生的精力，克服无法想象的困难之后取得成功，换来的是能够站在彩云之南的山上放声大笑。也许，这就是他们想要的全部奖励！也许，这就是他们想要的全部回报！也许，这就是他们的理想人生！

漫漫的路上

2006年1月5日，时任中国老教授协会专业委员会理事的李建生，在该专业委员会年会上讲过这样一段话：

回顾为鲜药事业奋斗的过程，历历在目，感慨万分。从深山采药到以身试毒；从确定验方到成功制作第一个制剂，从医院制剂到正式新药；从单一品种到3个产品；从一个门诊部到研制中心；从一个小药厂到拥有固定资产几千万元，集医疗、科研、生产、销售于一体的经济实体；从北京销售到全国销售，从国内销售到国外开始代理销售等，经过了从无到有、从小到大的过程。我从一个普通医生到董事长的经历，记述了一个退休军医为鲜中药事业而奋斗的过程。这个过程虽然是艰苦的、紧张的、曲折的，但却是充实的，有意义的。

金色时光没有虚度，金色年华没有白流。

路漫漫其修远兮，吾将上下而求索。

是什么成就了李建生在鲜动物药学历史上的突破？前文中讲过他的经历和故事，作者又与他的女儿们总结了他走向成功的10条"秘诀"。

讲"永远的爱"

李建生认为，医学不仅是科学，也一定蕴含着"人间温情"，蕴含着人性。医学发展历史上的每一项重大技术和理论突破，都有爱的力量支撑。因此，他从20世纪80年代初创办部队对外开放的康复医院时，就给自己和医院确立了"永远真诚科学的爱"的核心价值观。他创办建生药业公司以后，坚持这个核心价值观不动摇。他对公司员工说："我们是搞药的，药是一种特殊的商品。搞药的对患者必须将心比心，真正为患者着想，研究出对患者有益的药。科学的爱就是必须要保证药的质量，让更多的癌症患者生存下来，这是真正的爱，这个爱将是建生药业宝贵的无形资产"。

2009年，建生药业获得了中国癌症基金会颁发的"爱心奉献奖"。

树家国情怀

家国情怀是一种深植于中华民族血脉中的情感和精神追求，它涵盖了个人对家庭、国家、民族的深厚情感与担当。当年李建生的父亲抗日救国经历了九死一生，在他那幼小的心灵里留下了深刻的"血的记忆"；32年部队的哺育，让他对"爱国家、爱人民"有了更深刻的认识。虽然，今天的家国情怀没有像当年父亲那样体现在战场上，但他对国家的忠诚、对民族文化的传承、对患者的爱，已成为他的自觉。他能自觉提高站位，说话做事首先考虑国家、民族和他人的利益；他克服困难，勇于创新，研制出中国的抗癌新药；他今年80多岁了，仍然默默地出诊为患者看病；他在创业最难的时候，妻子和女儿都团结在他的身边，与他风雨同舟；他再困难，也不允许药品随便涨价，再困难，也不忘为家庭困难的患者送医送药……他用实际行动诠释了家国情怀的深刻内涵！

秉守正创新

守正创新是对中医药发展的核心要求。李建生说："社会在进步，时代在发展，中医药要发展，就要结合现代的科学技术。"鲜动物药的研发成功，就是与现代科学技术相结合的产物。古人提出的"中药鲜用"以及"生者尤良"的观点，是千百年来大量的临床实践经验的总结。用现代科学的观点来说，就是要在药材的采集、运输、加工、使用等整体过程中，最大限度地保持药物的生物活性，合理地使用其有效成分，以便更好地发挥其药性。过去古人受到科学条件的限制，很难做到"提取有效成分，保持生物活性"，而在科学技术不断发展的今天，我们不再局限于一般意义上的"鲜用""生用"，而是可以应用现代化的科学技术手段，将中药鲜用的设想应用于实践。

一位专家说：李建生鲜动物药的研制成功，是中医药现代化的一个方向。这是一个既尊重历史，又面向未来的过程。

享孤独寂寞

李建生沉浸在他的事业中，坚持不懈地追寻他的目标，孤独和寂寞成为常态。但科研的使命感让他愿意承受这种常态，对他来说，探索未知，追求真理，是一种无法替代的快乐和满足。他在成功中享受快乐，哪怕是遭遇坎坷、失败，也仍然保持旺盛的精神状态，他觉得希望就在前方，像灯塔一样明亮。

扬一身正气

军人出身的李建生始终保持一颗善良的心，关爱他人，尊重生命，助人为乐。中医学讲究以人为本，以正气为本。这些理念对李建生的行为影响很大。他始终保持对公平和正义的追求，坚持自己的原则，不为权势所动，不被邪恶吓倒，不因为人治病收礼物。搞科研，坚持实事求是，不搞投机取巧，不搞弄虚作假。他说过一句话：做人不掺假，做事不掺假，做药不掺假！

喜奇思妙想

李建生的女儿们经常说："父亲的大脑里总有一些奇思妙想，哪怕树上飘下几片叶子，他也要去捡起来研究个为什么。"李建生的这种特质，源于他从小就崇尚科学，内心充满了探索世界的欲望。李建生读过很多书，最近他在读《观云谈天》，这本书的内容是：解析云彩的形成、发展变化，预知下一刻的天气，成就非凡的洞察力。所以，从他读此书，可以看出他是多么的"奇思妙想"呀！

对他来说，奇思妙想只是起点，更重要的是，通过奇思妙想打破常规思维，激发出创造力和创新精神，经过冒险和尝试，把奇思妙想付诸现实。从听说青蒿能驱蚊子到发现青蒿杀蛆，从读书读到"生者尤良"到发明"金龙胶囊"，都源于他的"奇思妙想"。

奇思妙想的人，往往是开拓创新的先行者，时代风尚的引领者。

尊患者为师

李建生当了一辈子医生，他特别信奉一句话：先有患者，后有医生。医生的本事都是从患者身上学的。所以他一直坚持以患者为师。在治疗患者的过程中，他始终保持一颗谦卑的心，去倾听、去学习、去交流。了解每一个患者不同的、真实的特点和病情，将其融入自己的医学实践中。同时，他与患者交朋友，以平等的、真诚的、相互尊重的态度，去与患者交往，理解患者的痛苦和困扰，给予精神上的支持和安慰，让医疗更加人性化、温暖和有效。

学"闻鸡起舞"

读书是李建生的终身追求。当年他因家庭贫困初中辍学，但对知识的渴望却没有消减。他始终相信知识改变命运，将自学作为一种生活方式，努力提升自己。他的老师朱良春说他是"读书孜孜不倦"。他有着惊人的毅力和自律精神。从20世纪60年代初，他就坚持凌晨4点多钟起床读书，这个习惯坚持了50年。自学、读书使李建生有了扎实的中西医理论基础、实践经验，成为一名勇于创新研发鲜动物药的专家。他除了学习医学知识，还涉猎哲学、文学、历史学、农学等方面的知识，使他的人生观、世界观、价值观得到良好的熏陶。

站巨人肩膀

李建生说他不仅站在前人的肩膀上，他还站在他周围的那些专家、教授的肩膀上进行科研实践。他拜谢海洲、朱良春为师，又跟师于王伯岳、王绵之、时振生、黄育初、李连达等中医名家。有人说：鲜动物药犹如一块吸铁石，把众多的专家学者名医吸引到李建生的身边。这些老师和专家不但在医学专业上帮助他，还在精神上鼓励他。李建生办门诊部没钱了，谢海洲等老师、专家、教授帮他凑；科研创新中有一些闲言碎语、冷嘲热讽，谢海洲、张世臣等老师和专家挺身而出，及时为李建生撑腰，并鼓励李建生勇往直前。"任尔东西南北风"。李建生不止一次激动地说："一系列科研成果的取得，现代鲜动物药事业的拓展，离不开方方面面专家的参与、关爱和支持。现代鲜动物药的成功，浸透着专家们辛勤劳动的汗水，有特色的鲜动物药是专家群体智慧的结晶。"

与时代同行

李建生当年抓住改革开放的机遇，创办部队康复医院，首创鲜动物药制剂，这不仅是他个人的奋斗历程，还是一个时代精神的体现。李建生的认识随时随地都要更新，他随时随地都要能跟上潮流。他认为，时代在前进，科学在发展，新的医疗观念和技术层出不穷，我们必须保持敏锐的洞察力、积极向上的心态和特别强的行动力，不断学习、敢于尝试、不断接受新事物，才能跟上时代的步伐。

附　录

附录一

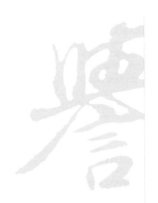

专家的口碑

人们常说：金杯银杯，不如人的口碑。以下是8名专家、教授对李建生和他研制的鲜动物药的评价。

国务院"杰出高级专家"、国医大师、南通市中医院首任院长朱良春：

"生者尤良"前途无量

传统医学之中医中药，可谓历史悠久，博大精深，经验宏富，疗效卓著。当前全世界有识之士都在呼吁"回归自然"，掀起了世界性的"中医热"。因此，如何更好地发挥中医中药的优越作用，提高疗效，攻克疑难杂症，就成为当前的一项重要课题。

由于多种人为的因素和社会历史的变迁，中医药的疗效似乎在逐渐下降，有时不能药到病除，得心应手，过去之"覆杯而愈""桴鼓之应""一剂知，二剂已"，似乎已不多见。究其原因，当然是多方面的，中医教材之脱离实践，有些医生基础理论不扎实，辨证识病水平下降，特别是中药质量下降，炮制方法不当，使药效不著，这是很重要的一个方面。回顾历史，古代医药不分家，医生都涉野登山采药（有的派学生或雇人去采药），所用药物多是新鲜生药，张仲景《伤寒杂病论》中附子、半夏等都是生用的，未经炮制；后世温热学家治疗诸多热性急病，亦多用鲜药，如鲜生地、鲜石斛、活水根等，故疗效卓著，《神农本草经》指出"生者尤良"，就是强调使用新鲜生药，其疗效会更好。李建生是一位善于读书，孜孜不倦、刻苦钻研、精益求精的好医生，他在实践中使用鲜活动、植物药，采取超低温冻融活化及现代生化分离提取技术，进行提纯浓缩，最大限度地保存动、植物药有效的活性成分，从而大大地提高了疗效，"金龙胶囊""金水鲜胶囊"就是最好的例证。在继承中创新，在实践中提高，从而充分发挥了中医药独特的疗效，为攻克疑难重症，保护人类健康，做出了不可磨灭的贡献，是可喜可贺！希望能够循此以进，团结更多志同道合的同人，逐步扩展，创制更多有效的好品种，我想这是大家都企盼的事，也是振兴中医药学的一个切入点、突破口，可谓前途无量，灿烂辉煌。我与李建生交往多年，相识有素，我将一如既往，追随诸公之后，共同为弘扬中医药学，竭尽绵薄，共襄盛举。

首批国家级名老中医、著名中医药学家、中国中医研究院广安门医院内科主任医师谢海洲：

鲜药有干药不能取代的效果

李建生研究员，自20世纪70年代末即开始潜心研究鲜药，尤其对动物药鲜用有干药不可取代的效果，感受甚深，同我多次探讨鲜动物药的研发。我从那时起即始终给他以帮助，鼓励并助他完成有胆有识的设想，其最终获得成功，取得了显著的临床效果，同时也获得很大的社会效益与一定的经济效益。现代鲜中药已成事业，并且走上健康发展的轨道，在创新的领域中取得如此的成绩，可喜可贺。这固然有李建生研究员个人的努力和奋斗，他功不可没。但更重要的是得到各级政府主管部门的支持，得到各方面专家的支持，在多项课题研究中有我们各位委员的积极配合和参与。

"失败乃成功之母"，崇尚科学，潜心钻研，不怕失败，百折不挠，是李建生现代鲜中药事业取得成功的秘诀，他不断实践，不断学习，向书本学习，向先进学习，请教内行专家。虽然经过几次起伏与曲折，但他都能够战胜困难，闯过难关，继续不断地向科学进军。有锲而不舍为科学而献身的精神，才铸就了他今日的辉煌。

2003年，郝近大研究员主编《鲜药的研究与应用》一书，由人民卫生出版社出版，在研究方面的章节里，介绍了鲜动物药"金龙胶囊"，鲜动、植物药"金水鲜胶囊"的机理研究，这些研究资料均为通过国家药品鉴定的资料，也说明了现代鲜中药属于高新科技产品。该书对"金龙胶囊"和"金水鲜胶囊"的收编，不但说明郝近大研究员的远见卓识，紧跟时代发展的脉搏，也体现了现代鲜中药的医疗价值。

我从医几十年，从临床用药效果表明，鲜药的应用有干药所不可取代的作用。我们应用鲜植物药是这样，如在农村就地挖鲜芦根，采鲜白茅根，采车前草、鲜小蓟、鲜马齿苋等，植物药的鲜品往往比干品的效果好，且用量少，内服、外用均宜，效果均好。动物药何尝不然，过去用鲜蝎子、鲜地龙、鲜蜈蚣、鲜水蛭，样样都比干品好。我在马来西亚住在关丹海滨，曾在大排档用餐时，见过吃活守宫（天龙）的人，其体形如相扑运动员般雄壮，他已嗜成瘾，别人为其活捉，洗净后生食。当时我还曾将1987年5月某日《新生活报》的报道剪下来，特意寄给李建生研究员，这个来自民间的报道，也可说是取之民间应用鲜动物药的真实素材。

现代鲜中药研制的成功，以前研究的诸多成果，为鲜药事业的拓展打下了基础，吾虽今年八十有五，体力脑力均感不支，但在有生之年愿略尽绵薄之力，奋发为鲜中药研究、应用、推广尽我的力量，与诸位同人共展鲜药宏图。

清华大学教授鲍世铨：

现代鲜药再创辉煌

鲜药学术委员会胜利走过近20个年头！20年，相对于悠久的华夏文明而言，不长。而对于人的一生而言，则不短！李建生主任倡导鲜药研究与应用，积极组建鲜药学术委员会，不遗余力地推动鲜药事业发展，远不止这些年，他几乎倾其毕生精力，面对各种别人无法想象的压力和困难，一路艰辛，一路拼搏，一路坚持，一路学习，一路实践，一路创新，今日才喜收硕果，迎来现代鲜药的曙光。

我有幸参加学会活动，曾担任两届副主任委员兼秘书长，与鲜药的现代研究同行，一路走来，感触颇多。

中华医药国之瑰宝，源远流长，博大精深。"生者尤良"是千百年临床实践之总结，"鲜药"乃中华医药之奇葩。

现代鲜药突出其"鲜活，整体和天然"的特点，符合"回归大自然"的当代健康观念与历史潮流。

现代鲜药强调"全成分、高活性、多靶点"的整体治则，符合当代医学，特别是对于复杂和疑难病症的治疗原则和发展方向。

现代生物学的发展为鲜药的现代研究提供了强有力的武器。研究和应用鲜药，保障人类健康，也正是生命科学的重要课题之一。

用现代科技手段处理和研究鲜药，不仅能够更好地发挥药物的疗效，还能逐步深入地、在不同层次上用现代科学的理论和语言阐明其药理作用和治病机理，会使越来越多的人明白鲜药，接受鲜药，为鲜药的应用开辟更为广阔的途径。

鲜药的现代研究与应用是中药现代化的重要探索与实践。继承和发扬中华传统医药，要遵循"遵古不泥古，创新不离宗"的原则，要为"鲜药"插上科技之翼，使其腾飞！

首都国医名师、中国中医科学院广安门医院主任医师孙桂芝：

贺"金龙胶囊"应用临床20年

用于肿瘤治疗的现代鲜药"金龙胶囊"获得国家批准在肿瘤临床应用已经20年了，采用新鲜状态下的药用动物直接用于对疾病的治疗，是我国医药学的一个用药特色。"物竞天择，适者生存"是不可抗拒的自然法则，"生命自救"是地球上一切有呼吸的生物的本能，人类是这样，许多动物也是如此，生病后出于本能，会巧妙地利用一些动物的药用功能为自己治病，动物的药用功能正是来自"适者生存"的生物体内特定的、丰富的活性物质。我国是多民族的国家，翻阅民族医药史料发现，许多民族都应用鲜药，不但有地域性，而且应用方法也很多。

随着社会的进步和科学技术的发展，对鲜药的研究也在不断地深入，涌现出了一批致力于继承和弘扬中医药传统特色的医药专家，其中李建生就是突出的人物。我与建生相识多年，贯穿了"金龙胶囊"的研制、临床验证、审批及临床应用的全过程。从临床实践中看到，几千年来虫类药物的应用越来越广泛、越来越深入，由感性认识到现代科学的应用，由浅到深，由少到多，经过艰苦曲折，我们认识了药性。经过临床实践反复验证，鲜虫类药用来治疗一些痼疾、急症，如恶性肿瘤、难治性顽疾等，取得了较好的疗效。虫类药的发展前途是无可限量的，其疗效所具有的较强生物活性，非一般药物能比拟。临床上提倡动物药和植物药合理配伍，使之相辅相成，提高疗效，事半功倍。"金龙胶囊"自问世以来对难治性原发性肝癌、颅内肿瘤及神经系统肿瘤都有明显的疗效，展示了鲜动物药开展研究无可限量的前途。

李建生历尽艰辛所创立的鲜动物药研究所及"金龙胶囊"等鲜动物药，代表了鲜动物药的未来，在此祝贺并预祝鲜动物药的发展更加辉煌。

首都国医名师、首都医科大学中医药学院主任医师、教授高益民：

择药之精，选草之珍

李建生研究员在几十年的临床实践中，重点研究鲜药，他根据自己的经验，择中药之精华，选百草之珍品，以鲜蛤蚧这味"血肉有情"之品为君，取其补肺益肾，纳气定喘，助阳益精之功，辅以鲜西洋参为臣，益气养阴，清热生津，凉心脾、益肺肾，补五脏，益元（气）扶正，安神除烦。方中冬虫夏草为佐药，它冬季为虫，夏季为草，似虫非虫，像草非草，既有虫之体，又有草之性，补益肺肾，止血化痰，用于久咳虚喘，劳嗽咯血，阳痿遗精，腰膝酸痛，既能补阴又能补阳，真是绝妙如"仙"。方中鲜金钱白花蛇等为使药，其性走窜善行，通经活络力著，使药力通达脏腑、组织器官，以及四肢百骸。全方补肺益肾，益气养阴（血），通经活络，有益精助阳之功，适用于肺肾不足，气阴（血）两虚，经络不和或精亏阳衰；见有面色白、倦怠乏力、心慌气短、劳嗽虚喘、口干口渴、自汗、盗汗、纳差食少、失眠健忘、消瘦、肢肿、腰膝酸软或久病体虚、久咳久喘；或肿瘤中晚期、癌痛、放化疗后贫血，见有上述症候者的辅助治疗；或用于肾虚阳痿。

中国医学科学院基础医学研究所病理室研究员、基础医学细胞中心主任刘玉琴：

现代鲜药的试验研究

20世纪80年代末，我还是一名研究生时，就在实验肿瘤学家高进教授指导下，参加了现代鲜药"扶正荡邪合剂"（后经国家批准的国药准字号药品"金龙胶囊"）对肿瘤抑制作用的实验研究。

我们实验室从事实验肿瘤学研究，自20世纪50年代初杨简院士建立该研究组以来，从事过不同肿瘤的实验研究工作，包括肿瘤病因学、肿瘤侵袭和转移的各种实验研究，也进行过肿瘤实验性治疗研究等。1995年"金龙胶囊"研发者李建生再次邀请本课题组进行该类药物制剂的实验性研究。所进行的实验研究已完成正式论文10篇在公开杂志上发表，当时参加该项目协作的理由："金龙胶囊"为第一个组方动物药，原名为"扶正荡邪胶囊"，也叫扶正药，最后定名为"金龙胶囊"。"金龙胶囊"在组方上有新的理念：依据中医药整体观念以及动态平衡的理论和扶正荡邪为治疗法则，参照《神农本草经》"生者尤良"的药材评价指标，结合现代科学理论，优选组方，建立了药用鲜动物配伍组方，具有创新性。在鲜动物药制备加工方面，"金龙胶囊"采用"低温冷冻现代生化分离提取工艺"专利技术，创新地解决了动物药的长时间保存问题，最大限度地保存了动物体内活性物质。临床应用已证明"金龙胶囊"对肿瘤等多种疾病有明确的疗效且毒性小，我们的实验研究也证明"金龙胶囊"对多种肿瘤具有明显的抑制生长转移作用。该类药物制剂属于肿瘤生物治疗范畴（Biological Response Modifier，BRM），这是目前肿瘤治疗发展的新方向。该药的治疗机理可能涉及细胞因子、基因调节等方式参与疾病的发生发展。"金龙胶囊"中的各种正常因子可调节体内的平衡系统，恢复原来的平衡状态，进而抑制肿瘤的发生、发展。我们的实验证明"金龙胶囊"确实可诱导肿瘤细胞的分化，使肿瘤细胞向正常细胞分化。

鉴于临床实践中肿瘤患者常常是在晚期，没有其他方法可用时才寻求中医药的帮助，我们又观察了"金龙胶囊"对动物肿瘤手术切除后复发及转移的作用，结果显示抑制复发率达60%以上。这给临床使用提供了很有价值的依据。"金龙胶囊"临床应用后的再评价也显示了其可靠的疗效。

"金龙胶囊"作为中国特色鲜明的肿瘤生物治疗制剂，开创了鲜中药作为生物制剂的先河，明确其复杂多样的分子机理并调整其组方配伍，增加对患者个体的针对治疗，更好地契合个性化医疗，这是今后的治疗发展方向。

中国老教授协会医药专业委员会原副理事长杨光：

岐黄鲜药，传承弘扬

中医药学是中华民族的绚丽文化瑰宝，中药鲜用是中医疗伤治病的一大特色。从前的"草药郎中"多是现采现用，宋代有了中药店的开设与经营，常备有多种鲜植物药、鲜动物药，如鲜藿香、鲜佩兰、鲜薄荷、活蝎子等供医生开方或患者购买使用，经过千百年的历史传承不断得到充实与发展，铸就了鲜中药在医疗保健事业中的重要地位。北京萧

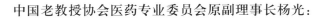

龙友、汪逢春、孔伯华、施今墨等名医的处方经常开用鲜药，广大群众也多知晓鲜中药的卓越疗效。然而，近几十年来，鲜药的生产、经营、供应，由于多种原因，出现了断档脱销，导致医疗单位中老年大夫常因处方开了鲜药而买不到，配不齐；年轻的医生因缺乏应用鲜药的经验而很少应用，以致严重影响中医药事业的正常发展。

纵观世间任何事物历史的变化进程，都是由当时的主客观环境与条件所决定的。鲜药应用的兴衰，当然也不例外。于20世纪60年代、80年代，我曾会同中医药学会组织中医药界有识之士多次开展论坛、多方联系，倡导鲜中药的种植、生产、经营、供应、临床应用，为继承与弘扬中医药学术，更好地为人民医疗保健事业服务，起到一定的作用。

北京鲜动物药研制中心李建生主任，会同鲜药学术委员会的专家，积极研发守宫（天龙，俗名壁虎）、金钱白花蛇、蛤蚧等多种鲜动物药的应用，经过探索与实践，选用鲜活品入药，经现代制药工艺低温冷冻、干燥、研细粉、装入胶囊，制成有别于传统的现代鲜药"金龙胶囊""金水鲜胶囊"，用以治疗多种癌症及免疫性疾病，有较好疗效。鲜药实现工业化生产，是鲜药应用史上的一大创新。

国家政策支持发展中医药，关注鲜药应用，推动特色鲜药事业的志士仁人日渐增多。而今，再次论及此项重要大事，促使鲜中药能够恢复正常生产、经营、供应、应用，对中医药发掘、传承、创新、发展，是我们这一代医药工作者不能推卸的历史责任。因此，我衷心希望新一届的鲜药学术委员会更好地发挥作用，搭建好"百花齐放，百家争鸣"的学术平台，团结全国中医药工作者，携手促进、共同努力，并恳请有关部门的领导，能够给予足够的重视与支持，使鲜中药在人民医疗保健的事业中不断贡献力量，建立奇功。

特写七言律诗一首，表达我对发展鲜药事业的感想。

岐黄鲜药，传承弘扬

岐黄本草鲜药香，先贤著述史论详。

临率疗效具独特，吾辈有责继弘扬。

与时俱进探奥秘，科学发展为民康。

联合群力速推进，保健事业创辉煌。

中药学家、中国中药协会原副会长张世臣：

鲜药颂

药物鲜用，	肇自神农。	滋味可尝，	功效有凭。
后应用广，	干燥贮送。	特殊品类，	历代传承。
药用果蔬，	生命资凭。	从古至今，	多主生用。
天生白虎，	西瓜独胜。	莱菔根叶，	亦可入烹。

……　……

辛香之品，	药用轻灵。	薄荷藿佩，	苏叶鱼腥。
挥发油类，	鲜用正浓。	提取包理，	制剂可用。
滋阴清热，	汁液为精。	蔗浆藕汁，	烦热可清。
鲜芦茅根，	效用显应。	石斛生地，	鲜效倍增。
青蒿抗疟，	榨汁为用[1]。	青蒿素类，	水中不溶。
花粉蛋白[2]，	引产奇功。	提取精制，	鲜品是用。
动物入药，	血肉有情。	有情之体，	本意鲜生。
诸乳营养，	消毒鲜用。	诸肉补益，	药石兼行。
蚯蚓水蛭，	诸虫守宫。	蟾蛙诸蛇，	全蝎蜈蚣。
酶肽诸毒，	鲜用殊功。	蜂毒疗病，	螯刺力宏。
猘犬取脑，	狂犬病应[3]。	兔脑研药，	催产神行[4]。

尿炼秋石，　激素先锋⑤。　凡此种种，　鲜药为能。

继承发扬，　我辈应承。　技术进步，　低温冷冻。

活性得保，　功效更宏！　贡献人类，　功伟无穷！

注：

① 晋，葛洪《肘后方》载述青蒿抗疟，榨汁用。以此为源头，我国于20世纪70年代研发青蒿素抗疟，为世界首创。

② 民间用天皂合剂引产，深入研究，乃天花粉蛋白，但需鲜品提取分离精制，我国已制成冻干粉针，用于中期引产。

③ 晋，葛洪《肘后方》载猘犬（狂犬）咬伤，取本犬脑敷之，后不复发。此乃狂犬病疫苗之先河。

④ 宋，陈师文、裴宗元整理《太平惠民和剂局方》卷九载"催生丸"，用兔脑髓（腊月者，去皮膜，研），配伍麝香、乳香制丸，治"产妇生理不顺，产育艰难，或横或逆，并宜服之，神效"。此乃催产素应用之滥觞。

⑤ 宋，沈括、苏轼《苏沈良方》记述收集人尿、沉淀、升华等工艺，制得结晶性激素，名"秋石"，乃人类医药史上最早制得的药用激素。

追寻天然

附录二

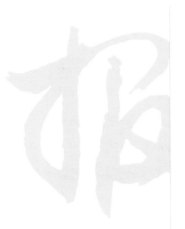

记者的报道

　　李建生从创办部队康复医院到研发鲜动物药不断践行"永远真诚科学的爱"的宗旨，广大媒体纷纷报道他的奋斗和奉献精神及科研成果，以下是部分媒体报道的信息：

　　1987年3月23日，《人民日报》以"北京军区某团创办康复医院"为题进行了报道。

　　1988年2月25日，《解放军报》以"经得起改革开放考验的战斗堡垒"为题，在《改革先锋谱》栏目对创办医院进行了报道。

　　1989年9月4日，《光明日报》以"点点滴滴都是情"为题，在《共产党员在改革大潮中》栏目进行了报道。

　　1989年12月20日，《北京日报》以"李建生对病人充满爱"为题，在《他是共产党员》栏目进行了报道。

　　1990年9月28日，《中国中医药报》以"突破传统工艺　抓住创新苗头——鲜动物药临床科研成果论证会在京召开"为题进行了报道。

1992年3月25日，《中国老年报》以"他为抗癌创新药——记北京五棵松中医门诊部主任李建生"为题在《祝您健康长寿》栏目进行了报道。

1992年4月13日，《中国中医药报》以"鲜药妙制奇法出奇效，扶正荡邪新药辟新路"为题进行了报道。

1992年7月20日，《中国中医药报》以"挥挥手，带走你的忧愁"为题，在《杏林》栏目进行了报道。

1993年2月2日，《光明日报》以"开先河者自风流"为题，在《93中国改革潮》栏目进行了报道，《作家文摘》《新华文摘》都对其进行了转载。

1993年5月25—26日，《新华每日电讯》分别以"弘扬祖国传统医学　从事现代科技研究"和"开拓中求发展　发展中求领先"为题对鲜动物药进行了报道。

1993年9月17日，《中国中医药报》以"攻不伤正　补不恋邪——鲜动物药的复方制剂有双向调剂之功效"为题进行了报道。

1994年3月4日，中央电视台《东方之子》栏目对李建生进行了报道。

1994年3月4日，《健康报》以"执着人生"为题，在《今日杏林》栏目进行了报道。

1994年5月7日，《市场报》以"鲜动物药的研制者"为题，在《养生堂》栏目进行了报道。

1994年5月22日，《北京日报》以"鲜动物药的拓荒人"为题，在《名人生活》栏目进行了报道。

1994年7月11日，《中国矿业报》以"疑难绝症莫须愁　扶正荡邪有神手——记'扶正荡邪合剂'发明者李建生"为题进行了专版报道。

1994年9月22日，《健康咨询报》以"不断探索　一生追求"为题对李建生进行了专题报道。

　　1995年1月20日，《光明日报》以"'扶正荡邪'救绝症——李建生和他的鲜动物药"为题进行了专版报道。

　　1995年5月20日，《工人日报》以"扶正荡邪自有情——记北京鲜动物药研制中心主任李建生"为题，在《人物新闻》栏目进行了专题报道。

　　1995年7月16日，《中国商报》以"揭开鲜动物药之谜的东方之子"为题，在《新生活人物》栏目进行了报道。

　　1997年4月17日，《解放军报》以"鲜动物药的探索者"为题，在《夕阳颂》栏目进行了报道。

　　1997年5月22日，《中国老年报》以"李建生和他的鲜药事业"为题进行了专版报道。

　　1997年11月21日，《人民日报》以"走向成功"为题，在《开拓者的足迹》征文栏目进行了报道。

　　1998年5月29日，《光明日报》以"我国中医药研究开发取得新突破——抗肝癌鲜药'金龙胶囊'获国家新药证书"为题进行了报道。

　　1998年6月5日，《健康报》以"迎接鲜药研究应用新纪元"为题，在《传统医药》栏目进行了报道。

　　1998年7月8日，《健康导报》以"鲜药为何能抗癌——访北京鲜动物药研制中心主任李建生"为题进行了专题报道。

　　1998年7月22日，《科技日报》以"敢立潮头唱大风——李建生和他的鲜药事业"为题进行了报道。同年12月23日《作家文摘》转载。

　　1998年9月23日，《人民日报》华东新闻以"整体 调节 平衡 生命——李建生和鲜动物药抗癌"为题，在《形象策划》栏目进行了报道。

　　1998年10月15日，《人民日报》华东新闻以"爱是生命的源泉——李建生和鲜动物药抗癌"为题进行了报道。

1998年，李建生成为《中国人才》杂志1998年3月的封面人物。

1998年11月30日，《新经济周刊》以"降服癌魔的东方之子——记中国癌症研究基金会北京鲜动物药研制中心主任李建生和他的鲜药抗癌事业"为题进行了专题报道。

2000年1月26日，《光明日报》以"全都为了爱——记李建生和他研制的抗癌新药"为题，进行了报道。

2000年7月8日，《市场报》财富周刊以"为了生命的权利——记李建生和他研制的'金龙胶囊'及'金水鲜胶囊'"为题，在《人物风采》栏目进行了报道。

2000年7月10日，《北京法制报》以"'金水鲜胶囊'浓缩鲜活动物精华，开创鲜药抗癌先河"为题进行了报道。

2002年2月3日，《中国日报》以"Fresh TCM materials effective cure——Intelligent Chinese bio-tech capsule benefits liver cancer patients"为题，对鲜中药治愈癌症患者进行了报道。

2002年4月24日，《人民政协报》年华周刊以"鲜中药：走出深闺待人识——北京鲜动物药研制中心主任李建生谈用鲜中药防治肿瘤"为题进行了报道。

2002年7月14日，《光明日报》以"潜心鲜药科研　谱写爱的人生——记北京建生药业有限公司董事长、总经理李建生"为题，在《综合新闻》栏目进行了报道。

2002年7月17日，《光明日报》以"建生药业研制开发中药鲜药制剂获重大突破"为题，进行了报道。

2002年12月14日，《上海中医药报》以"'东方之子'勇于开拓进取——记中国癌症研究基金会北京鲜动物药研制中心主任李建生"为题，在《百药天地》栏目进行了报道。

2003年3月16日，《光明日报》以"杏林至爱处处春风——退休军医李建生和他的治顽'黄金三定律'"为题，进行了报道。

2004年3月10日，《中国青年报》青年时讯以"鲜药，民族医药的奇葩——记李建生和他的鲜中药研究之路"和"酿得百花蜜，芬芳满人间——访北京建生药业公司董事长李建生"为题，对李建生进行了报道。

2004年3月24日，《中国青年报》青年时讯以"北京鲜动物药研制中心在上海举行大型义诊活动"为题进行了报道。

2004年8月18日，《人民政协报》健康周刊以"李建生'三愁'——与北京建生药业有限公司董事长李建生一席谈"为题进行了报道。

2004年12月29日，《人民政协报》刊登了李建生关于"病了再治不如没病先防"的寄语。

2005年6月24日，《市场报》以"现代鲜药 脱胎不换骨"和"发挥人才集约优势 关爱贫困肿瘤患者——中国癌症研究基金会鲜药学术委员会科研暨参加社会公益活动掠影"为题，对现代鲜药的认识、应用和发展，以及李建生参加社会公益活动进行了详细的报道。

2008年12月18日，《中国医药》以"走在世界前沿的中国鲜药"为题，在《专家论坛》《医案集萃》《鲜药抗癌》《媒体聚焦》《科技前沿》《鲜药科技》《人物情感》等栏目进行了报道。

2009年4月28日，《中国医药》在《鲜药研究》《康复园地》《活动通知》等栏目进行了报道。

2010年2月，《中国现代中药》第12卷第2期以"开拓鲜药抗癌新路"为题进行了报道。

附录三

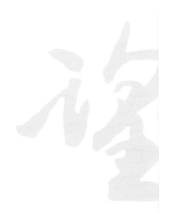

本人的回顾与展望

现将鲜动物药首创者李建生2004年6月21日在中国癌症基金会鲜药学术委员会鲜药学术科研成果汇报会上的发言《鲜动物药研制的回顾与展望》附上，以飨读者。

科学来不得丝毫的虚伪，需要严谨求实的态度。科学是对事物客观存在规律的探索、认识和总结。回首现代鲜中药研制走过的历程，虽然道路曲折坎坷，困难重重，但是我还是坚持了下来。始终激励我不断求索，不断奋勇前进的巨大动力是，在鲜中药研发的各个阶段，不同时期，均得到了各级领导、专家、教授的支持和指导，得到了多家科研机构、临床单位给予的真诚协作配合。鲜中药科研的各项研究成果和鲜中药治疗疑难重症的神奇效果经得起实践的检验，具有可重复性，坦诚地讲，每一项研究成果都凝聚了众多专家、教授的心血，融入了专家的集体智慧。

一、鲜动物药研究的起步

我多年从事疾病预防和医疗临床工作，在部队曾经亲自动手并牵头研制过中草药制剂，自采、自种、自制、自用。我在幼年就受家庭熏陶，接受了祖国传统医学的影响和启蒙教育，后来通过系统的中西医理论学习，长年的临床医疗实践，古今医籍专著的学习，吸纳多学科前沿的新知识与新信息，又先后得到谢海洲、朱良春、黄育初、金世元等老医药前辈的指教，使我对祖国传统医药学不断有新的认识。我深深感到中药是一座大金矿，蕴藏着无穷尽的宝藏，越是深入发掘，越是感觉到中医理论的博大精深，越是敬佩中医药老前辈们的聪明才智，使我更加深刻认识中医药对生命科学研究的指导价值。在科学飞速发展的今天，中医药要焕发青春，实现现代化，为人类健康做出新贡献，必须吸收借鉴世界上一切先进思想与科研成果，与现代科学技术紧密结合。作为一名医生，职业道德与良知使我感受到没有比不能减轻和解除患者疾病痛苦更为难受的事了。癌症及疑难重症严重威胁人类健康，它给无数患者和无数家庭造成痛苦与悲伤，患者和他们的亲人那充满期望的目光，使你不能心安，正是他们痛苦的表情和渴望生存的希望，深深地打动着我，激励着我，使我走上了鲜中药研发抗癌及其抗疑难重症的道路。

中医临床应用鲜药的历史，早在秦汉时代就有记载，可谓源远流长。在2000多年的临床实践中，历代名医都曾应用过鲜药组方治病，鲜药疗疾在不断继承发展中积累了丰富的经验，形成了传统中医药的用药特色，尤其在治疗危重温病、内科杂病等方面，疗效显著。祖国中医药学还对动物类中药具有独到的见解和认识。动物与人类有着亲缘关系，动物药属"血肉有情之品"，应用于人体后，会产生"同气相求"的效应。动物药泰斗朱良春的用药体会是："对疑难重症的治疗效果，动物药比植物药疗效更确切"。现代科学研究证实，动物药有着比植物药更强的生物活性，动物体内丰富的活性物质，包括核酸、多种肽类物质、酶、蛋白、激素、抗体、补体、受体、激素、细胞因子等，这些生命的基础物质在生命活动中发挥着关键作用，通过复杂的过程对机体进行整体调控，往往对人们束手无策的临床顽症、重症，显示出显著的独特疗效。化学、生物化学、分子生物学、细胞学、免疫学、遗传学、生物修饰等学科中新论点、新观念引发了我很多联想，也逐步使我形成和树立了整体思维的构想。在生命活动中"鲜""活"的、保持旺盛生命活力、保持原始状态生物体所含丰富的物质作用于人体，一定会取得意想不到的效果，进行动物药鲜用治疗临床顽症、重症研究，一定具有重要的意义和价值。

二、鲜中药应用的历史及鲜用的意义

《神农本草经》是我国已知最早的药物学专著，它总结了汉代以前的药物知识，载药365种，其中动物药67种，所载动物药如水蛭、地龙、白僵蚕、鹿茸、犀角等，疗效确切，至今仍属于常用中药，而且已经记述了"生者尤良"的观点。《本草纲目》是我国16世纪以前医药成就的最完整的总结，其中动物药增至444种，且对"生"即为"鲜"有了更明确的表述。清代《本草纲目拾遗》进一步完善了动物药的内容，动物药总数多达600种。在鲜中药的应用上，汉代医圣张仲景、晋代医家葛洪、唐代药王孙思邈、明代大医药学家李时珍等都有成方，中医温病学说的兴起与发展使鲜中药的应用更加理论化。

中华人民共和国成立以来，中医药发展日益受到国家的重视，对鲜中药的研究与应用也有一定的进步。中华人民共和国成立前后的北京"四大名医"十分推崇鲜药，他们的一个处方中常有2味或3味鲜药，使用得心应手，疗效甚佳。肖龙友擅长根据不同季节，不同证候运用鲜

追寻天然

药，取鲜药有生发之气以提高疗效。孔伯华认为，鲜药具有芳香通窍，除秽通达的性能，特别是用以治疗急性热病更有心得，如鲜芦根清热生津止咳效佳，在杂病中是有烦热口渴，胃热呕哕者用之。生茅根消热凉血，生津止渴、甘不腻膈、寒不伤胃、利不伤阴，在热病阴津不足时用之。鲜菖蒲开窍除痰，对湿热痰浊蒙蔽清窍更为适宜，不论温病和杂病都可选用。施今墨用鲜药，"取其清新之气，清暑生津力强"，常用鲜茅根、鲜芦根为伍，治疗温病之发热，烦渴、烦躁不安等症。汪逢春长于治疗时令病，在其医案中常用鲜佩兰、鲜藿香、鲜枇杷叶等，治疗春温、伏暑之症。

目前，恶性肿瘤是危害人类健康的常见病、多发病、全身病、慢性病。由于恶性肿瘤的病因不明，机理不清，加之细胞异常旺盛增殖、容易侵袭转移、复发，因此恶性肿瘤至今仍是临床治疗中的疑难病。中医药是我国肿瘤治疗的特色，经过近几十年大量的肿瘤临床实践，发挥并显示了不可替代的作用，众多患者因此而获得希望，同时也越来越受到国内外专家学者的重视。由于肿瘤细胞独特的生物学特性，一般的植物类中药很难达到更好的治疗效果。目前，中医药治疗肿瘤疗效已达到一个台阶，建立了新的治疗理论，寻找更加有效的中药方剂治疗肿瘤，仍是我们临床工作者所面临的重要的科研课题。动物药自古具有治疗临床疑难重症的记述，鲜中药有着出奇制胜的特色，因此借助现代科学技术，充分发挥动物药的独特生物学活性、保持其天然鲜活的组分结构和原始最佳配比的活性物质、充分体现和发挥整体调节作用机制，可能成为中医药治疗肿瘤的新亮点。

动物药具有疗效、活性强、资源丰富、应用广泛等特点。动物药发挥作用的物质基础在于含有某些生物活性物质，如化学信息物质（递质、介质等）；动物防病自愈的基础物质（溶菌酶、抗体等）；调节平衡和开关的物质（运输蛋白、激素、酶、离子通道等）；神经和精神活动的调节物质（神经肽等）等，与人类的亲缘关系比植物更为接近，应用于人体能够迅速地通过神经体液调节机制，对人体某一组织或器官起到调整、控制的作用。但是传统的动物药加工方法是将动物的药用部分晒干或焙干，或服用时进行煎煮，破坏了动物体内大部分非常有价值的生物活性物质，尤以蛋白类物质变性破坏最为突出，因而大大降低了动物药的疗效，加之保存条件的限制，动物药临床疗效的提高受到了很大的限制。因此，动物药深入研究的关键是药用动物的生物活性物质的提取和保护。鲜中药制成自然汁冲兑的使用是历史沿袭的习惯用法，鲜药自然汁具有气味纯正的特点，最能保持药物的天然特性。古人由于受到现实条件的限制，很难做到提取鲜中药有效成分，保持其生物活性，他们只局限于从大量实践中摸索出鲜用、生用的优越性。古人的经验给我们带来了许多启示，在国内空白的鲜动、植物药研究基础上起步，借助现代科学技术，研究鲜中药新的制备工艺，提取并保持药用生物活性，是我们研制鲜中药和保证其临床疗效的关键。

三、鲜中药制剂的研制

鲜中药制剂的研制，目的是为患者提供疗效可靠，质量稳定可控，无毒副作用，服用方便的药物，也就是要改变历史上鲜中药的传统用法，进行一次鲜中药应用史上的创新。原始创新的难度比预想的难度要大得多，需要我们多次反复的实验，甚至以身试毒，通过亲身的感受去探知。最开始的初期制剂是"扶正荡邪合剂"，首先，原药材在采集、运输、储藏过程中要保证鲜活的本质不变；其次，鲜活动物进行活体宰杀并去除内脏，经清洗、消毒，低温破碎及冻融处理，使细胞内各种有效成分充分释放出来，将混合液处理后分装冷冻干燥保存服用。在获得批准用于临床后，"扶正荡邪合剂"很快取得了喜人效果，但是在剂型上还做不到服用方便。要进一步地研究胶囊剂型，需要解决提取、浓缩、含量及保持其高活性工艺等问题，通过与清华大学生命科学院、北京临床药学研究所的协作，并且请教了制药、生物方面的专家，最后研发了"低温冻融活化现代生化分离提取工艺"，将低温、快速、高效有机结合，最大限度地保持了生物活性，真正达到了动物药鲜用的目的。2000年，经清华大学生命科学院检索近15年国内外相关资料，证实了鲜中药研究方法与工艺的创新性和新颖性。

在"扶正荡邪合剂"组方的基础上，经过组织专家进一步论证，从中医理论与多年治疗肿瘤的临床经验上，探讨了其对恶性肿瘤更加合理有效的治则治法，针对不同的肿瘤与肿瘤不同阶段患者的特点，根据病理、病机与证候辨证分析，又先后报批了鲜动物药组方的"金龙胶囊"、鲜动、植物药组方的"金水鲜胶囊"。"金龙胶囊"与"金水鲜胶囊"成功面市，首开我国鲜动、植物药抗癌先河。

"金龙胶囊"，精选鲜守宫、鲜金钱白花蛇、鲜蕲蛇3味动物药组成，其中守宫味咸性寒，有小毒，可入血分，透筋达络滋阴，破瘀散结，解毒、降痰，是治癌之要药，为方中君药；金钱白花蛇味甘咸、性温，入肝经，功能通络、搜风、破瘀、攻毒、散结、止痉，辅助君药以加强破瘀散结，解郁通络之效，且能协同蕲蛇共同引药入肝经，故以为臣；蕲蛇，味甘咸性温，入肝经，性善走窜，内走脏腑，外彻皮毛，透骨通经散结，既可加强君药破瘀散结解郁，又可使臣药的通络解郁散结力量加强，为方中之佐使药。三药合用，共奏滋阴、攻毒，破瘀散结，降痰，解郁通络之功。该方中三味"血肉有情之品"可补益精血、扶助正气，三药共用，扶正祛邪兼顾，以扶正为主，扶正以祛邪，达到扶正不留邪，祛邪不伤正，整体调理的功效。

自1999年以来，"金龙胶囊"又进行了进一步临床观察，经过4年、

13个省市、30余家大、中型医院2660例10余种恶性肿瘤的临床验证显示："金龙胶囊"单纯治疗原发性肝癌总有效率为69.17%，癌灶缓解率为19.17%；胃癌有效率为75.11%，癌灶缓解率为20.17%；非霍奇金淋巴瘤癌灶缓解率为47.54%；食管癌总有效率为84.78%，癌灶缓解率为26.09%；乳腺癌临床总有效率为82.5%；子宫颈癌有效率为45.7%，癌灶缓解率为34.2%；肠癌有效率为84.88%，癌灶缓解率为31.40%。配合化疗治疗非小细胞肺癌总有效率为73.33%，癌灶缓解率为46.89%，与单纯化疗组比较，差异显著（P ＜ 0.05）。单独应用"金龙胶囊"具有提高肿瘤患者机体生存质量，配合放、化疗可以保护血象、减少肿瘤自身和放、化疗引起的免疫抑制。肿瘤术后配合应用"金龙胶囊"具有一定抑制肿瘤术后复发、转移、延长生存期的作用。

"金水鲜胶囊"于1996年获北京市卫生局批准，批准文号为［京卫药健字（96）第0128号］，2000年10月29日，经国家药品监督管理局批准，由"健"字号改为"准"字号。药品批准文号为［国药准字B20020662］。它的组方为鲜守宫、鲜蛤蚧、鲜金钱白花蛇、鲜西洋参、冬虫夏草。"金水鲜胶囊"药效学研究证实有①免疫学（扶正）研究：分别从整体水平（DTH、抗体分泌细胞）、细胞水平（T、B细胞增殖）及分子水平（TNF）研究结果表明，可明显增强正常机体及荷瘤动物的免疫功能。②抗应激能力研究：可明显延长小鼠在常压缺氧状态下的存活时间，表明其可提高机体耐缺氧能力。③雄激素样作用研究：对肾上腺萎缩有明显的保护作用和促进附性器官的发育等补肾壮阳作用。④减毒研究：可减轻环磷酰胺对肝脏及造血系统的毒性反应，可与放、化疗合用，有助于减轻放、化疗的毒副反应，使白细胞、血小板不致过低下降，还能减轻放、化疗引起的恶心、呕吐和食欲不振等消化道症状，完成放、化疗的疗程后，可使白细胞、血小板迅速复原，从而提高放、化疗的疗效。⑤抑瘤（荡邪）研究：对小鼠肺腺癌、子宫颈癌、淋巴结转移率、转移程度均有明显的抑制。临床实验结果表明，对各类晚期肿瘤患者具有明显的"扶正""整合"作用，益气养阴，补肺益肾。"金水鲜胶囊"适用于气阴两虚，肺肾不足所致的倦怠乏力、面色㿠白、口干口渴、自汗盗汗、纳差食少、腰膝酸软、咳嗽气短、胸闷胸痛等症状。在Ⅳ期临床实验中显示对恶性实体肿瘤治疗有效率：肺癌86.67%；胃癌83.22%；肝癌80.15%；乳腺癌72.73%；胰腺癌54.89%；直肠癌82.35%；卵巢癌75.00%；食管癌85.5%；脑肿瘤80.16%；恶性淋巴癌66.67%。

"金龙胶囊""金水鲜胶囊"是具有现代科学内涵和水平的新型中药制剂，肿瘤的病因虽不十分清楚，但肿瘤的发生、发展普遍认为与多种因素有关。除恶性肿瘤细胞的生物学特性外，机体内环境的紊乱是一个重要的因素，所以肿瘤的治疗应该针对多种因素，采用多种活性物质，多种治疗作用，作用多个靶点，达到整体综合治疗的目的。就像种子和土壤的关系，癌细胞好比一颗种子，需要适宜的土壤环境才能够迅速地生长。综合治疗，既是针对细胞（种子）的治疗，更主要的是对"土壤环境"的改善，也就是针对机体内环境紊乱的调整与治疗。"金龙胶囊""金水鲜胶囊"有效成分的研究充分体现了这一点，即在鲜动、植物体中大量小分子肽类物质，分子量小、易于人体吸收。其中，大量的氨基酸、维生素、矿物质和微量元素，能够提供人们充足和必要的营养，核苷酸及小肽、蛋白质、多种活性酶，有助于改善机体的物质代谢和能量代谢，加速受损组织的修复和促使病态细胞恢复正常生理功能。"金龙胶囊""金水鲜胶囊"的作用机理，从宏观上讲，属于扶正荡邪，但所实现的整体综合调控机理与传统中药制剂不同。它的不同之处是在对"整体"不同的理解与认识上，这里所讲的"整体"是在明确

"单体"基础上的整体，不是含糊的整体，只有理解了"单体"与"整体"的关系，才能认识鲜中药与传统中药本质的区别，才能理解综合治疗肿瘤的原则与指导思想。"整体"是在了解"单体"基础上的整体，"单体"是在"整体"指导下的"单体"，整体、单体相互联系有机组合。

四、鲜中药领域前景展望

"金龙胶囊""金水鲜胶囊"是在继承祖国中医药学"生者尤良"动物药是"血肉有情之品"的基础上，结合现代制药工艺所研制的一种独特中药。在制备过程中保持了"鲜活""整体"和"天然"的特点，最大限度保持了生物体各有效成分的生物活性和它们之间合理的天然配比，更好地发挥了各组分之间的协同与制约作用。

目前，鲜动、植物药不但有"合剂""胶囊"还有"饮片"，另外还有系列在研产品。"金龙胶囊""金水鲜胶囊"除对恶性实体肿瘤治疗显示了良好的作用外，还对系统性红斑狼疮、天疱疮、艾滋病等自身免疫性疾病也具有一定的治疗效果。

世界范围回归自然的思潮，对天然药物的寻求，对中国传统医药的重视，造就了良机。我们相信，一个鲜动物药研究及应用的新纪元一定会到来！

最后提醒读者，鲜中药制剂在防治疾病中仅起到了一定的功效，真正防治疾病的强大武器还是患者自己的天然自愈力！

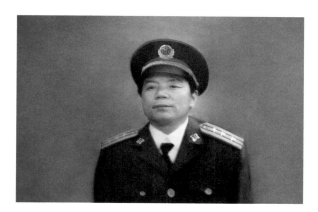

1988年9月1日，李建生在部队被授予专业技术上校军衔

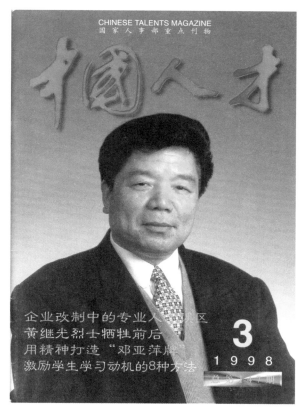

李建生荣登《中国人才》杂志封面

后　记

感受"鲜活天然"

　　李建生几乎倾其毕生精力，研究出了鲜动物药。他的鲜动物药的特点就是"鲜活天然"——用现代科技手段把药用动物身上的活性物质提取出来，让这种"天然的、真实的、不变质的"物质补入患者身体。

　　我写完这本书之后，忽然想到，这个"鲜活天然"，不仅是一种物质的形态，还是人的一种生活态度和追求。李建生就是如此：保留了自然的状态，晶莹剔透，光明可感；不刻意迎合什么，不专门取悦什么，真实的像一棵大树在生长，一股清泉在流淌……

　　这种"鲜活天然"，与他做的药一样！

　　我与李建生是20世纪80年代初在部队认识的，到现在已经40多年了。那时候，他在某部卫生所当军医，我在报道组当新闻报道员。与他第一次谈话，是在一天早上，他推着自行车路过报道组门口，看到我们几个人拿着扫把准备出去，就问我们干什么去？我们说学雷锋扫院子去。他说今天已经许多人扫院子了，院子已经很干净了。学雷锋是学雷锋的精神。你们搞新闻报道，要认真读书，认真读书也是学雷锋，是学雷锋的"钉子精神"……

尽管我们几个人愣了半天神儿，可我们越想越觉得他说的话有道理，于是放下扫把，读书去了。

实事求是，是"鲜活天然"的基石。

此后不久，他调到了团卫生队当军医，我调到了团报道组当报道员。由于工作关系，我们经常在一起。我的感觉他就是一股清流：全心全意做事、做好事，不带任何功利，没有任何私心杂念。

我见过他侍弄草药时的如醉如痴，见过他为病人把脉时的聚精会神；我见过他冒着酷暑到患者家里诊病送药，见过他顶着北风到老百姓的平房、墙上逮壁虎；我见过他全神贯注地阅读医药书籍，见过他一个人躲在一个小屋里听电视讲座；我见过他到谢海洲教授家里请教问题，见过他参加学术会议充满感情的发言；我见过他为学术问题与别人争得面红耳赤，我见过他在实验室里做实验时冻的嘴唇发白；我见过他白手起家创办康复医院，见过他一穷二白创办中医门诊部；我见过他骑自行车到科研单位送动物药原料，见过他为送新药评审材料在大街上等了一整天；我见过他采药时"采菊东篱下，悠然见南山"的自然心境，见过他研制新药受到打击时"千磨万击还坚韧，任尔东西南北风"的执着倔强；我见过他为让一个年轻军医去深造而找领导，见过他耐心细致地为年轻医生讲动物药的奥秘……

唯独没有见过和听过他自己要些什么。

我把李建生的故事讲给我的一个朋友听，他说：这个人肯定成功了！我问为什么？他说：一个专注纯粹、无欲无求的人，肯定能成功！

专注无欲，是"鲜活天然"的精髓。

有一个问题，我曾感动但百思不得其解：李建生，出身农民，初中为生活所迫辍学，后来到部队，是基层的一个普通医生，而他在研制鲜动物药的时候，却有全国上百个中西医药专家、教授、国医大师甚至院士来帮助他；清华大学生命科学院、中国医学科学院、中国中医研究院、中华中医药学会、中国癌症基金会等院校、科研单位积极地为他的新药研发做实验……他为什么有那么大的吸引力？

后来我明白了，那些专家、教授们，也有与李建生一样的"鲜活天然"的生活态度和追求，也有与李建生一样的让中医药走向世界的梦想！

2024年6月29日一大早，李建生又精神饱满地来到五棵松中医门诊部，开始他一生最喜欢的事情——为患者看病。半个多世纪了，无论酷暑、无论寒冬、无论风雨，未曾断过，哪怕已是八旬有余……

坚守初心，是"鲜活天然"的动力。

作为李建生追逐梦想的见证者，我也十分感动于他的"鲜活天然"！想起一首歌，叫《灯塔》，歌中唱道：

海浪不停，整夜吟唱

孤独陪着我守望

忐忑徘徊，执着等待

我要穿越过这海

灯塔的光，就在彼岸

那屹立不变的爱

披星戴月，日夜追逐

哪怕一无所获……

写完这本书，北京的秋天来了。香山的枫叶红得像火焰，捧在怀，却是激情燃烧的光芒；钓鱼台的银杏叶黄得如金子，踩上去，却是岁月静好的声音。又是这般的天然、纯粹……

李建生的故事，与这悠长的秋韵一起到来，把他的智慧与情怀，献给亲爱的读者！

李建生嘱咐我，书中还要感谢这么多年来一直关心、帮助、支持他事业的好朋友，他们是：刘志达、张响贤、刘善兴、刘燕玲、郑河、于保月、吕高排等。

李国良

2024年10月

图1 1992年2月，李建生在鲜药临床科研成果论证会上向专家汇报"扶正荡邪合剂"的临床成果。

图2 1992年4月，李建生在北京新兴宾馆参加中国癌症研究基金会主办的"鲜药成果汇报会"。

图3 1993年8月28日，在北京华侨大厦报告厅，中国癌症研究基金会主持召开了中国癌症研究基金会北京鲜药研制中心成立暨鲜动物中药治疗疑难病学术研讨会，中国癌症研究基金会理事长李保荣向中心主任李建生授牌。

图4/5 1998年5月28日，金龙胶囊取得新药证书后的首次"鲜药科研成果汇报会"在北京京西宾馆隆重召开，会上李建生和钱信忠部长合影。

图6 1998年12月10日，李建生在湖南长沙参加京湘肿瘤专家学者二十一世纪鲜药抗癌学术研讨会。

图7 1998年12月19日，李建生在重庆参加京渝肿瘤专家学者二十一世纪鲜药抗癌学术研讨会。

图8 1999年3月10日，李建生在湖北参加京鄂两地肿瘤专家学者二十一世纪鲜药抗癌学术研讨会。

图9 1999年9月10日，李建生在鲜药学术研讨会进行宣讲和答疑。

图10/11 2000年1月22日，李建生参加2000年鲜药学术研讨会。在研讨会上，清华大学曾耀辉教授报告了与清华大学鲍世铨、广安门医院吴志奎、北京鲜动物药研制中心李建生共同完成的"金龙胶囊的工艺特点及作用机理的初步探讨"研究课题，与会委员在讨论交流中对现代鲜药深入研究的科研立项发表了意见。

图12 2001年2月4日在北京中国科技会堂召开了"中国癌症基金会鲜药学术委员会2001年新春研讨会"。会上谢海洲教授、张世臣教授、吉良臣教授、颜正华教授、高进教授等多位专家纷纷发言，对鲜药进行深入的科研给予赞许。

图13/14 2001年7月5日，在北京中医药学院礼堂举办"鲜药应用学术交流报告会"。会后李建生与鲜药委员会专家们合影。前排左起：张世臣、张立平、朱良春、高益民、杨光、李建生；后排左起：周淑萍、郝仙娣、朱婉华、郝近大、石怀芝、刘国忠、鲍世铨、曾耀辉。

图15 2003年1月18日，李建生参加在北京长峰宾馆举办的"弘扬鲜药国粹、医患者携手迎春"研讨会，会后专家合影。

图16 2004年1月16日，鲜药学术委员专家合影。

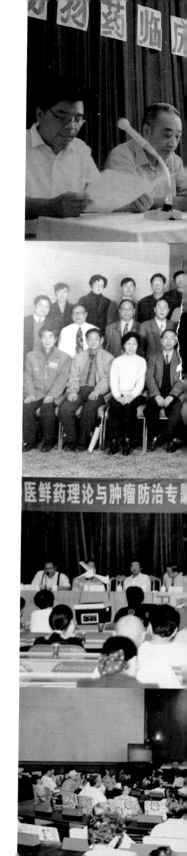

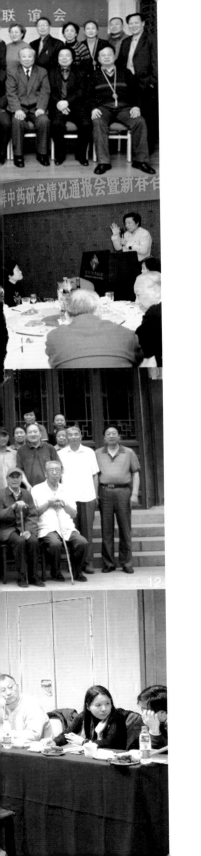

图1 2004年6月21日，在北京科技会堂召开"第二届鲜药学术研讨会"，会上高益民教授、吕维柏教授、贾立群主任、刘玉琴研究员汇报了科研成果。彭玉理事长、张立平部长进行了热情洋溢的讲话，会后合影。

图2 2004年9月，李建生（前排右一）陪同恩师谢海洲教授（前排右三）出访中国台湾。

图3 2005年1月26日，李建生在北京长峰宾馆参加"中国文化与现代鲜中药研讨会"，会后合影。

图4 2005年2月5日，中国癌症研究基金会鲜药学术委员会2005新春联谊会与会委员合影。

图5 2005年6月8日，鲜药学术委员会组织部分老医药前辈以"弘扬国宝抢救鲜药造福社会"为主题进行了研讨，谢海洲、金世元、杨光、崔树德、高益民、鲍世铨、郝仙娣等同志阐述了自己的观点，李建生做了总结性发言。

图6 2006年6月17日，中国癌症基金会与中国癌症基金会鲜药学术委员会、介入学术委员会、中国老年医学会联合，在上海成功召开了"现代鲜药与肿瘤治疗进展研讨会"，会后专家合影。

图7 2007年2月10日，李建生在由鲜药学术委员会、中国老教授协会和中国老年医学会共同举办的"贫困癌症患者的帮扶工程研讨会"上。

图8 2010年1月26日，李建生在中国癌症基金会鲜药学术委员会举办的"现代鲜中药研发情况通报会暨新春答谢会"上发言。

图9 2011年1月22日，鲜药学术委员会2011年新春联谊研讨会会后合影。

图10 2012年春节前夕，鲜药学术委员会委员新春联谊研讨会会后合影。

图11 2012年12月15日，第三届全国鲜药学术研讨会在北京万寿宾馆如期举办。来自全国有志弘扬中医药国粹和关注鲜药研发的领导、专家、学者、企业家、医药届业内人士共250余人参加会议。

图12 2013年5月26日，鲜中药种植老专家交流会在中国医学科学院药用植物研究所鲜药种植园举行，鲜药学术委员会主任委员李建生作了《鲜药与健康》的讲座，会后与专家合影。

图13/14 2014年9月20日，第四届全国鲜药学术研讨会在山东济南召开，主任委员李建生教授致开幕辞，会后与专家合影。

图15 2015年鲜药学术委员会召开以"弘扬中医药文化国粹，传承创新发展特色鲜药"为主题的研讨交流会。

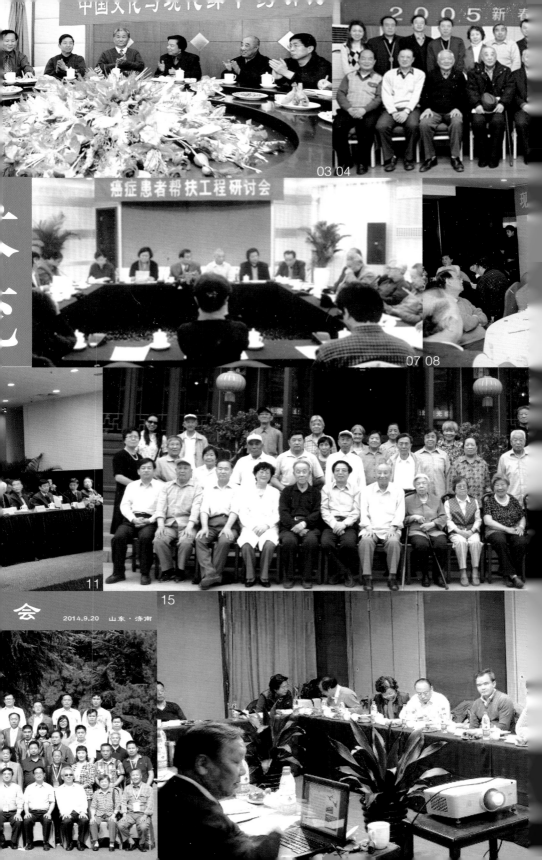

中国文化与现代科学研讨会

２００５新春

癌症患者帮扶工程研讨会

03 04

07 08

11

15

会　2014.9.20　山东·济南

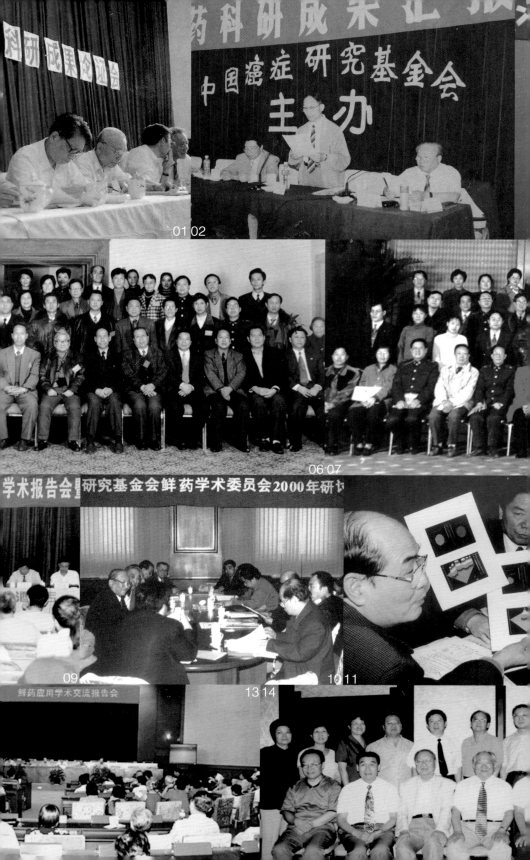

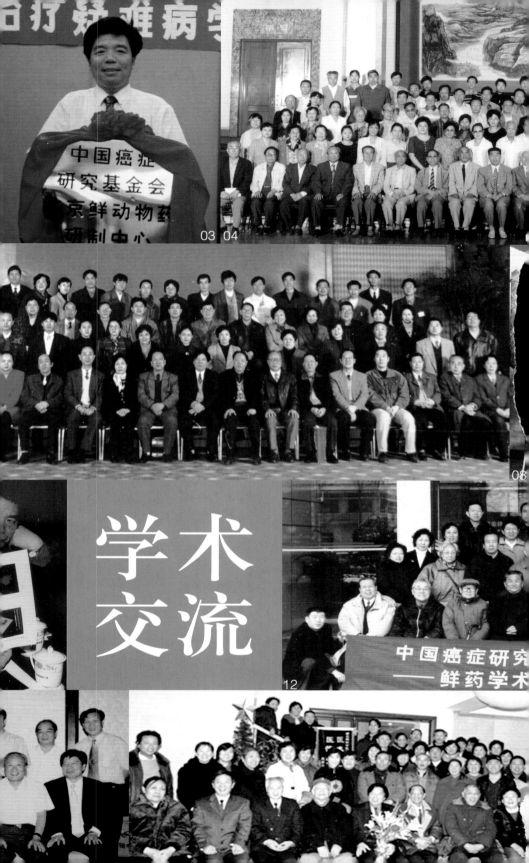

学术
交流

03 04

08

12

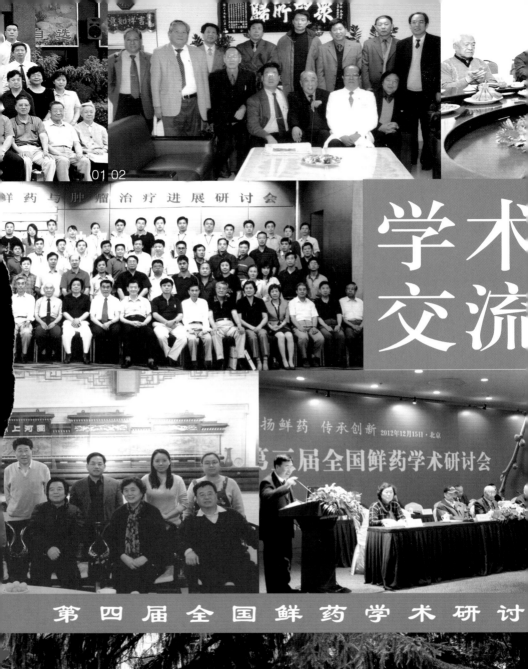

学术
交流

01 02

鲜药与肿瘤治疗进展研讨会

弘扬鲜药　传承创新　2012年12月15日·北京

第三届全国鲜药学术研讨会

第四届全国鲜药学术研讨

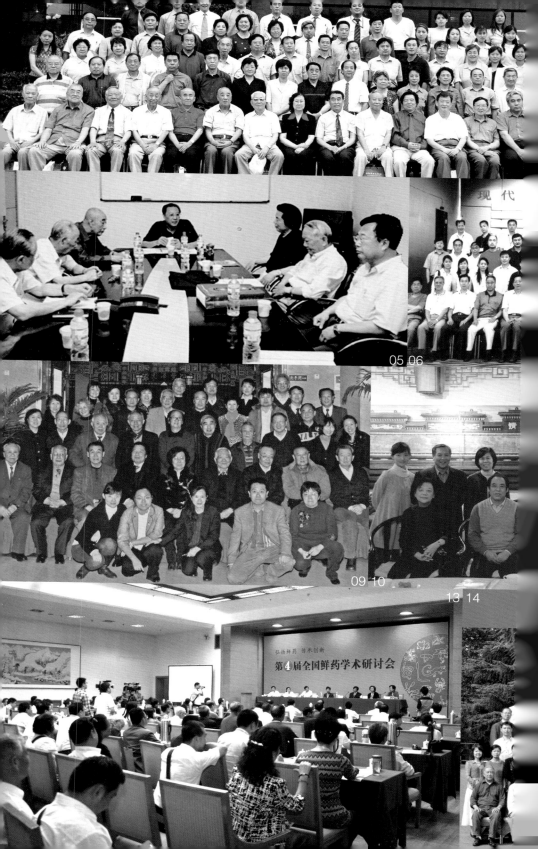

05 06

09 10

13 14

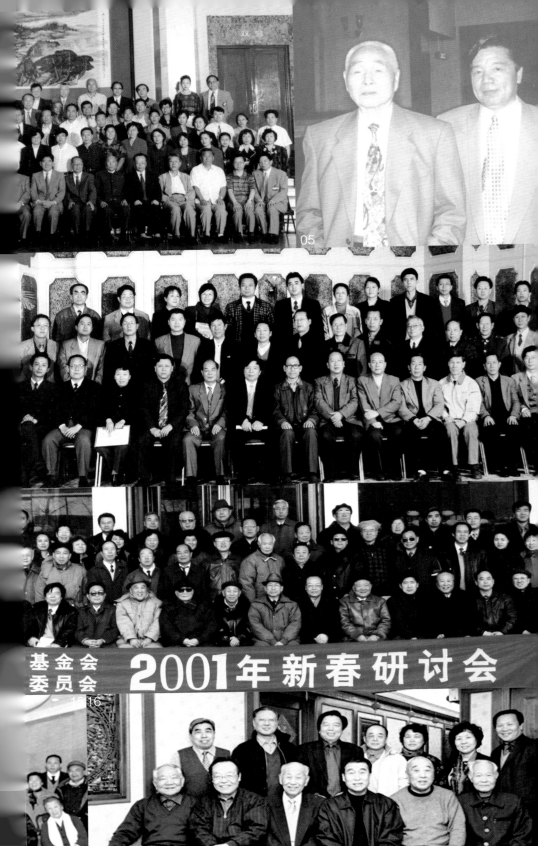

05

基金会 委员会 2001年新春研讨会

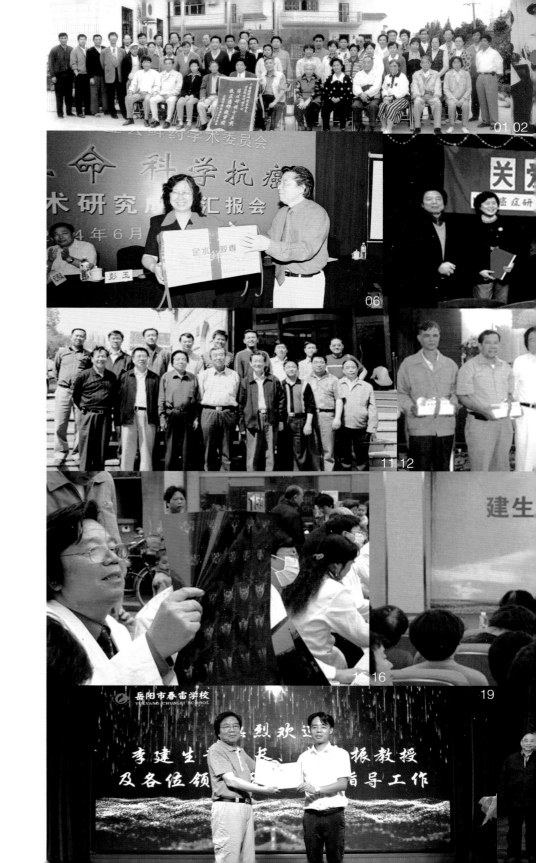

图1　1998年，向上海癌症俱乐部赠药。

图2　1998年，向戍边军人的百余名患病家属赠药。

图3　2002年1月6日，李建生与参加北京电视台"医林奇观"栏目组织的义诊活动，活动后专家合影。

图4　2002年10月，向甘肃省扶贫基金会实施的"贫困肿瘤患者救助工程"赠药。

图5　2002年11月2-3日，李建生在上海参加讲座和义诊活动。

图6　2004年6月21日，向中国癌症基金会赠送现代鲜药，以支援贫困癌症患者。

图7　2005年1月13日，向上海市虹口区的癌症患者赠药。

图8　2005年4月24日，在河北磁县赠药并参加义诊活动。

图9　2005年4月26日，在山西襄垣县赠药并参加义诊活动。

图10　2005年4月27日，在河南林州县赠药并参加义诊活动。

图11　2005年4月28日，李建生与"太行抗癌行"北京成员返京合影。

图12　与各接受赠药组织领导合影。

图13/14/15　在山西襄垣县义诊。

图16　2015年12月6日，李建生主任委员在由中国癌症基金会主办的"建生中医癌症防治康复大讲堂"活动上作报告。

图17/18　2015年10月鲜药学术委员会主任委员李建生向岳阳市春雷学校捐建了建生百草园，2019年在鲜药学术委员会彭勇主任陪同下走访学校，与学校领导合影。

图19　2019年，李建生被岳阳市春雷学校聘为名誉校长，与校长合影。

图20/21　从2006-2024年，连续出资支持举办"抗癌京剧票友演唱会"十六届。

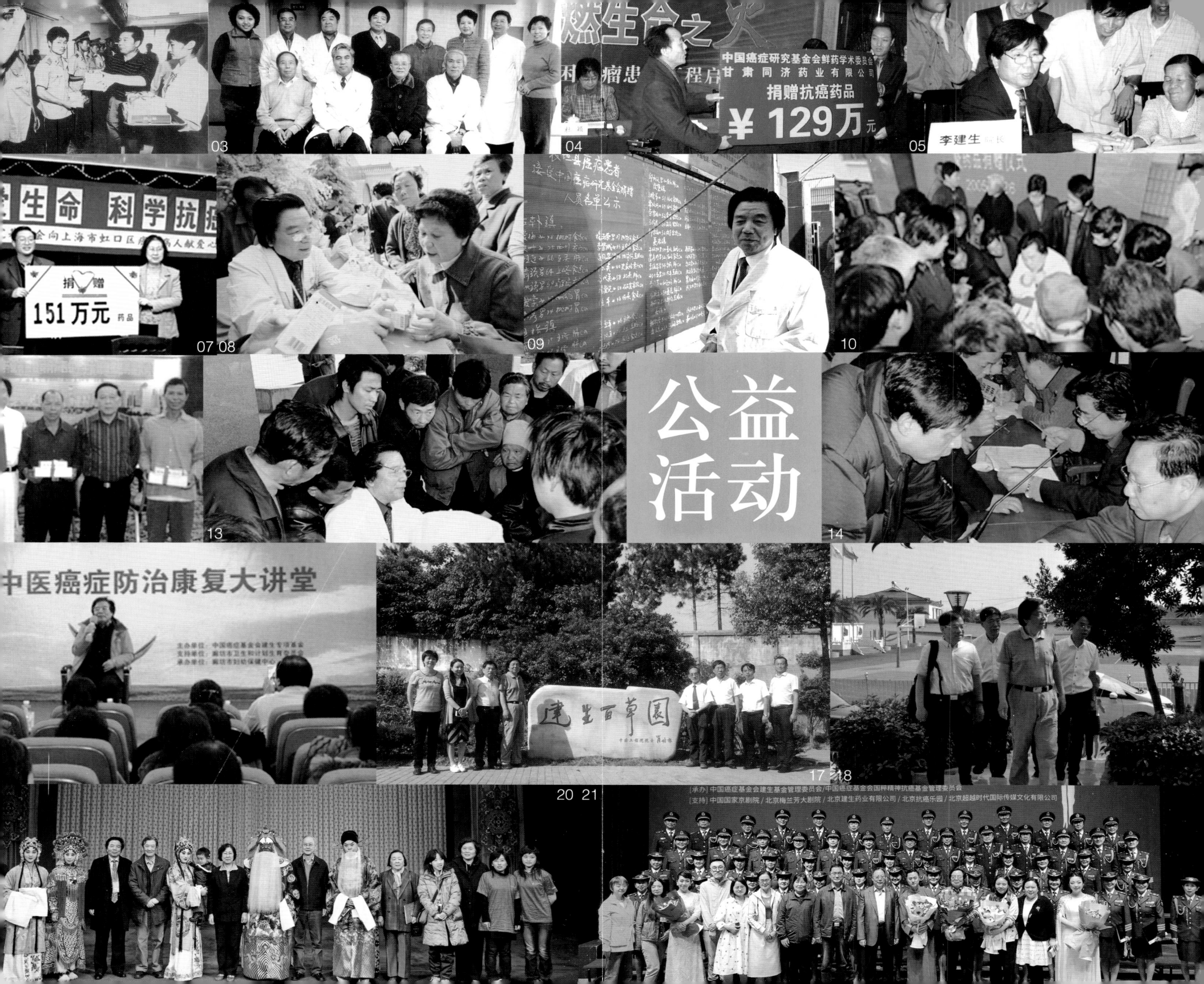

公益
活动

辭集

扶正荡邪 增进健康

陈慕华

壬申年春

卢嘉锡 题词

發揚傳統醫藥特色

研製新藥造福人民

書贈李建生大夫

一九九五年夏月　盧嘉錫

吴阶平 题词

加强动物药探讨研制
更好为人类健康服务

一九九四年元月 吴阶平

中国癌症基金会鲜动物药研究所　　陈敏章

开发鲜动物药
造福人类健康

张立平
一九九五年一月

鲜药疗疾科学发展

传承创新造福大众

为第三届全国鲜药学术研讨会

壬辰孟冬 顾英奇

顾英奇 题词

弘扬祖国医学开发研

制鲜动物药品为人民

健康服务

李建生同志

癸酉年冬 孙隆椿

孙隆椿 题词

继承发扬研制鲜中药
中西结合争取好疗效

彭珏 二〇〇四年六月十四日

彭玉 题词

佘静 题词

鲜药古方疗痼疾
科研开发起沉疴

第三届鲜药学术研讨会召开致贺

佘靖

壬辰年冬

热烈祝贺

第三届全国鲜药学术研讨会胜利召开

鲜药生用 肇始神农

健承创社 辉煌重现

九六庚朱良春 谨题

朱良春 题词

为中国癌症基金会鲜药学术委员会题

范发

奇研

鲜药

国粹

黄岐

科学

继承

创新

壬辰年晚秋 金世元

金世元 题词

探索鲜药
治病规律
服务广大
人民健康
肖培根
二〇一三年

肖培根 题词

鲜药活力夺目
陈可冀
壬辰之冬
特年八十三

陈可冀 题词

贺第三届全国鲜药学术研讨会召开

鲜药贮存推广研发亟待
加强不可忘怀启迪
后学惠及民众

王永炎　壬辰季秋

中国癌症基金会鲜药学术委员会　惠存

现代鲜药自主创新
科学开发效立杏林

壬辰中秋　颜正华题

鲜药是中药之母！

张世臣 题词

张世臣 二〇一二年十月

源远流长岐黄济世
亘古及今神农传奇

傅士垣 题词

傅士垣

岐黄国粹 鲜药寿世

科学继承 创新发展

祝贺第三届鲜药学术研讨会召开

北京中医药大学

龙致贤 二〇一三年十月

龙致贤 题词

神农勋业开先例

建生金龙创新篇

祝贺第三届鲜药学术大会召开

壬辰年六月

王承德书

王承德 题词

鲜药制剂 科技开发
质量优良 功效俱佳

杨光 二〇〇〇年二月

国粹瑰宝 鲜药奇葩
为民健康 创新研发

高益民
壬辰（龙）年秋

现代鲜药　自主创新
提高疗效　为民造福

壬辰秋　周超凡

周超凡　题词

继承医圣先贤遗产
光大鲜药特色发展

朴炳奎
二〇一三 十卅

朴炳奎　题词

源汁味純調陰陽
强體祛疾解兇然

第三屆全國鮮藥學術研討會

姚達木賀 壬辰中秋楊志奉書

姚达木 题词

神農嘗百草
鮮藥鑄特色

壬辰年秋月 花寶金題

花宝金 题词

第三届全国鲜药学术研讨会

鲜药济世
神州灵光

北京中医药大学教授
国家药典 会资深委员 高学敏
二〇二年十月

高学敏 题词

赐良然
恩尤自健
天者归康
上生回
万民

佩文书于2012.11.

李佩文 题词

鲜药应用创新发展
为民健康除疾赤胆

孙桂芝　题词

孙桂芝　二〇一一年　十月

鲜成药值
药分致得
的无无研究
优破影响
势怀响与推广

周霭祥　题词

周霭祥

现代鲜药自主创新

科学开发效立杏林

祝贺第三届全国鲜药学术研讨会胜利召开

北京中医药学会 刘殿永□二〇一二年十月

刘殿永 题词

鲜药鲜制鲜创意

济世济民济健康

王钊

2012年10月29日

王钊 题词

道法自然

图书在版编目（CIP）数据

追寻天然 : 现代鲜动物药研发之路 / 李国良著 .

北京 : 中国科学技术出版社 , 2025. 1. -- ISBN 978-7
-5236-1118-0

Ⅰ . R282.74

中国国家版本馆 CIP 数据核字第 20249RB347 号

策划编辑	卢紫晔　孙海婷	
责任编辑	李　洁	
封面设计	国立设计机构　中文天地	
正文设计	国立设计机构　中文天地	
责任校对	邓雪梅	
责任印制	李晓霖	

出　　版	中国科学技术出版社
发　　行	中国科学技术出版社有限公司
地　　址	北京市海淀区中关村南大街 16 号
邮　　编	100081
发行电话	010-62173865
传　　真	010-62173081
网　　址	http://www.cspbooks.com.cn

开　　本	710mm×1000mm　1/16
字　　数	226 千字
印　　张	16
彩　　插	36
版　　次	2025 年 1 月第 1 版
印　　次	2025 年 1 月第 1 次印刷
印　　刷	北京博海升彩色印刷有限公司
书　　号	ISBN 978-7-5236-1118-0 / R·3389
定　　价	86.00 元

人生的价值，不在于个人的成就，而在于对社会和他人的贡献。

——南怀瑾